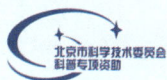

北京市科学技术委员会科普专项经费资助

褥疮的防治常识

从家庭到医院 从预防到治疗

主 编

郝岱峰　褚万立　段红杰

编著者

赵 帆　陈泽群　冯 光

张海军　李 涛　徐成峰

李善友　赵景峰　张新健

金盾出版社

内 容 提 要

　　本书由解放军总医院第一附属医院专门从事慢性伤口修复的临床医师编写。作者基于丰富的临床诊疗经验，通俗简练地介绍了褥疮的预防、诊断、治疗和护理等方面的相关知识，并配有大量插图。

　　本书图文并茂，实用性强，有助于大众了解褥疮的防治常识，造福更多的患者及其家庭。

图书在版编目(CIP)数据

　　褥疮的防治常识/郝岱峰，褚万立，段红杰主编 . —北京 ：金盾出版社，2016.12

　　ISBN 978-7-5186-1144-7

　　Ⅰ.①褥…　　Ⅱ.①郝…②褚…③段…　　Ⅲ.①褥疮—防治　　Ⅳ.①R632.1

　　中国版本图书馆 CIP 数据核字(2016)第 301701 号

金盾出版社出版、总发行

北京太平路 5 号(地铁万寿路站往南)
邮政编码:100036　电话:68214039　83219215
传真:68276683　网址:www.jdcbs.cn
中画美凯印刷有限公司印刷、装订
各地新华书店经销

开本:850×1168 1/32　印张:4　字数:90 千字
2016 年 12 月第 1 版第 1 次印刷
印数:1～7 000 册　定价:20.00 元

(凡购买金盾出版社的图书，如有缺页、
倒页、脱页者，本社发行部负责调换)

主编简介

郝岱峰，中国人民解放军总医院第一附属医院烧伤整形科副主任暨创面修复病区主任，医学博士，主任医师，副教授，硕士生导师，兼任中国医药教育协会烧伤专业委员会副主任委员、中国研究型医院学会烧创伤修复重建与康复专业委员会副主任委员、国际血管联盟中国分会糖尿病足专业委员会常务委员、中华医学会烧伤外科学分会创面与组织工程学组委员、全军烧伤医学专业委员会委员。

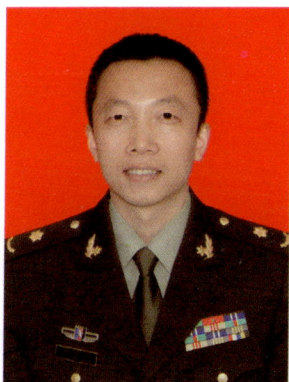

从事烧创伤外科临床工作23年，主持救治烧伤、创面、整形患者7000余例，在国内较早开展慢性难愈性伤口的研究和专科治疗，擅长各种急慢性皮肤软组织损伤的诊治，原创建立了自体单采富血小板血浆凝胶制备和外用创面治疗技术，在外伤后皮肤软组织缺损、压疮、糖尿病足、手术后难愈性伤口、自身免疫相关性皮肤溃疡、体表肿瘤、血管性溃疡等多项皮肤外科疾病的治疗上形成特色，获评中国人民解放军总医院"百位名医"培育对象。

主要研究方向为慢性难愈性伤口的损伤愈合机制和临床诊疗修复新方法。主持完成北京市自然科学基金、首都临床特色应用研究、首都卫生发展科研专项、全军后勤科研计划重点项目等多项省部级以上科研课题，累计科研经费300余万元。获实用新型专利7项，软件著作权2项，第一作者发表论文30余篇，主编出版专著4部，参编6部。获中国人民解放军总医院医疗成果二等奖、盛志勇医学成就奖各1项，军队医疗成果一、二等奖，军队科技进步二等奖，获中华医学科技一等奖，荣立三等功1次。

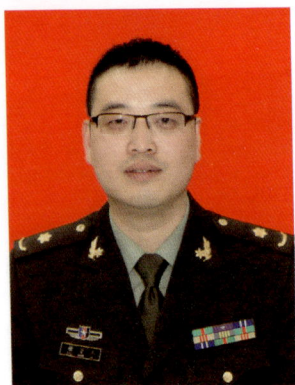

主编简介

褚万立，医学博士，中国人民解放军总医院第一附属医院烧伤整形科主治医师，解放军医学院讲师。现任中国研究型医院学会烧创伤修复重建与康复专业委员会青年委员、中国老年医学学会烧创伤分会青年委员、中国医疗保健国际交流促进会糖尿病足病分会青年委员、中国中西医结合学会医学美容专业委员会瘢痕整形美容专家委员会委员、中国生物化学与分子生物学会临床应用生物化学与分子生物学分会青年委员、北京医学会创面修复分会青年委员等。

从事烧伤、创面修复工作10余年，经治患者2 000余例，在烧烫伤的救治，急慢性皮肤软组织损伤的修复，压疮、糖尿病足、慢性皮肤溃疡、术后难愈性切口的综合诊治等方面积累了较多经验，多次获得解放军总医院第一附属医院嘉奖。

主要研究方向为危重烧伤的营养代谢调理、慢性难愈性创面的诊断和治疗。主持国家自然科学基金青年项目等课题4项，以主要参与人身份参与省部级以上课题8项。发表论文20余篇，参编专著3部，获解放军总医院医疗成果二等奖1项。多次参加全国、全军学术会议并做大会报告，多次获得"优秀论文奖"。

主编简介

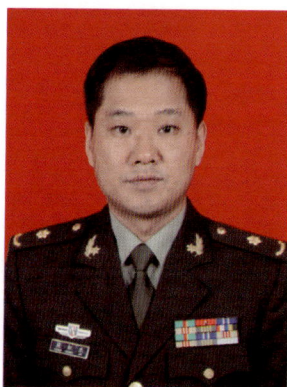

段红杰，医学博士，中国人民解放军总医院第一附属医院烧伤整形科副主任医师，硕士生导师，美国德克萨斯大学医学分部 Shriners 烧伤医院访问学者。先后任中国研究型医院学会烧创伤修复重建与康复专业委员会委员，中国研究型医院学会整形外科分会委员，中国修复重建外科学会疤痕学组委员，全军烧伤专业委员会青年委员会副主任委员，中华医学会烧伤外科分会烧伤康复学组委员，北京医学会医疗鉴定专家，国家自然科学基金通讯评审专家，《中华烧伤杂志》通讯编委。

从事烧伤整形专业临床与研究工作 21 年，负责和参与救治各类烧伤、整形及慢性难愈合创面患者 5 000 余例。在各种原因烧烫伤救治、烧创伤瘢痕整形修复、压疮等慢性难愈合创面修复方面积累了较为丰富的临床经验。

主要研究方向为严重烧伤呼吸肌功能障碍及防治、慢性难愈合创面修复、病理性瘢痕形成机制及防治。主持国家自然科学基金面上项目 1 项，以第一作者在国内外学术期刊发表学术论文 20 余篇，其中 SCI 收录 3 篇，参编学术专著 1 部，获海南省科学技术一等奖、军队科技进步二等奖各 1 项，军队医疗成果三等奖 4 项，荣立三等功 1 次。

前　言

　　褥疮，古人又称之为"席疮"，顾名思义，是因久卧席褥皮肤生疮而得名。其实，褥疮是老百姓通俗的说法，专业的名称应该为"压疮"或者"压力性溃疡"，它是由于长时间卧床或坐轮椅，身体受压部位的皮肤和肌肉组织缺血坏死而形成的一种慢性伤口。褥疮容易感染，经久不愈，一旦发生，不但给患者本人带来身体的痛苦和疾病恶化的风险，也给家人带来巨大的精神、经济和护理负担。

　　人们有时觉得，褥疮离我们很远，其实在现代社会，褥疮的发生率已居高不下。随着我国人口比例步入老龄化，越来越多的老年人因心脑血管疾病或骨折而突然卧床不起，子女的工作紧张繁忙和家庭的小型化，使每一个老年人不光缺乏足够的日常护理力量，更缺乏足够的护理知识。临床上常有这样的病例：一位老年人因不慎跌倒而下肢骨折，卧床后由于家人不知道应该帮助他定时翻身，结果在骨折第二天，骶尾部便出现了褥疮，雪上加霜，使后续的治疗更为复杂，患者也更为痛苦。褥疮作为一个本可预防的并发症，却严重影响了整个康复进程，这样的例子屡见不鲜。如果没有足够的褥疮防治知识，谁又能保证这样的事情不会发生在自家老人甚至自己身上呢？

　　褥疮发生后，很多人对其治疗也缺乏足够的重视，"褥疮不就是蹭破了点儿皮吗？抹抹药就好了！""得褥疮了还要用气垫床？那玩意儿太不舒服了！""褥疮还需要手术？"诸如此类的话，我们经常听到。很多人以为褥疮只是表皮的损伤，却不知道它可能引起骨头的坏死；很多人以为褥疮抹抹药就能好，却不知道有时即使手术也很难治愈；很多人以为褥疮没什么大碍，却不知道它可能引起全身的感染，甚至危及生命……正是对褥疮认识的不足，导致人们对褥疮预防不到位、早期发现不及时、发现后不重视、治疗不正规、护理不得当，结果很多患者初次来门诊就诊时，已经出现多部位的深度褥疮，治疗难度大，治疗周期长，治疗费用高，有的甚至已经丧失了治愈的机会，严重影响了患者的生活质量。因此，我们应该充分认识褥疮，积极防治褥疮。

以往由于医院里缺乏专门的科室治疗褥疮，患者常常不知如何就医。鉴于褥疮患者日渐增长的医疗需求，近年来，负责褥疮专业诊疗的创面修复专科发展迅速，褥疮的治疗水平不断提高。

本书编者均为解放军总医院第一附属医院（原304医院）专门从事慢性伤口修复的临床医师，多年来在褥疮的临床诊疗方面积累了较为丰富的经验。正是看到了褥疮给患者和家属带来的病痛折磨，以及沉重的经济、人力和心理负担，促使我们撰写这部科普书籍，讲授褥疮的基本防治常识，让更多的人了解褥疮预防、诊断、治疗和护理的相关知识，造福更多的患者及其家庭。

这本书的撰写，是北京市科学技术委员会2016年度科普专项经费资助项目，这凸显了北京市政府对老年褥疮问题的关注和重视。为了便于读者理解这些医学科普知识，在撰写过程中我们尽量采用了朴实的语言，并穿插了大量插图，力图让广大读者了解褥疮预防、诊疗和护理的方方面面。

"老吾老以及人之老"，我们不仅希望老年人长命百岁，更希望他们活得健康，活得有生活质量，活得有尊严。希望通过这本书里面的知识，能够减少老年人发生褥疮的概率，同时也希望能够通过这本书，让家属护理起来有依据、有方法、有信心。让我们一起携手，为老年人安享晚年而共同努力！

解放军总医院第一附属医院创面修复中心
郝岱峰

目　录

第一章　褥疮的常识 /1

　　一、什么是褥疮 /1

　　二、褥疮是很常见的疾病 /2

　　三、哪些部位容易发生褥疮 /5

　　四、哪些人容易发生褥疮 /11

　　五、褥疮有哪些危害 /20

　　六、为什么褥疮治疗困难 /36

第二章　褥疮是如何形成的 /39

　　一、褥疮形成的必要条件 /39

　　二、褥疮形成的外因 /41

　　三、褥疮形成的内因 /47

第三章　怎么预防和护理褥疮 /57

　　一、树立预防的意识是首要的 /57

　　二、合适的床垫或坐垫是必要的 /60

　　三、定时变换体位是非常重要的 /64

　　四、合理的体位是非常关键的 /68

　　五、皮肤护理是要长期坚持的 /74

　　六、营养不良是要及时纠正的 /77

第四章　褥疮的治疗 /80

一、褥疮要早发现，早诊断，早治疗 /80

二、褥疮的专业治疗 /101

三、褥疮的非手术治疗 /105

四、褥疮的手术治疗 /110

五、褥疮的物理辅助治疗 /116

六、褥疮患者的心理辅导 /117

第一章 褥疮的常识

一、什么是褥疮

褥疮是老百姓的通俗说法，医学上叫压疮或压力性溃疡，是长期卧床的重要并发症之一（图1-1）。

褥疮是指由压力或压力联合剪切力引起的，皮肤和（或）皮下组织的局部损伤，通常位于骨突出部位。

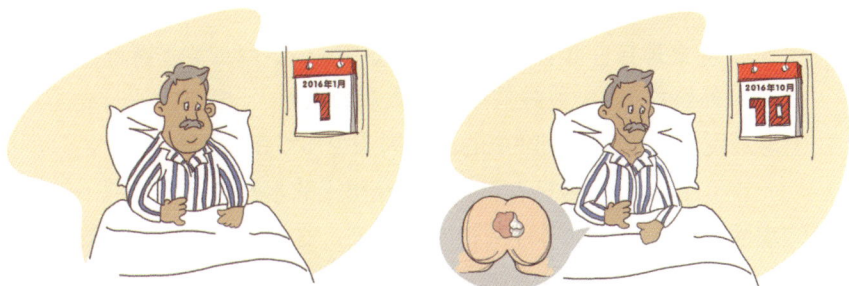

图1-1 褥疮是长期卧床的重要并发症之一

小贴士 >>>

褥疮是由外力造成的，主要是压力，可能同时合并有剪切力，此外还有摩擦力，之后会有详细介绍。

褥疮一般出现在有骨头突出的部位，骨头和床或椅子共同挤压它们中间的皮肤等组织，造成损伤。

褥疮不仅仅只是皮肤被压坏了，可能下面的脂肪、肌肉甚至骨头也被压坏了（图1-2）。

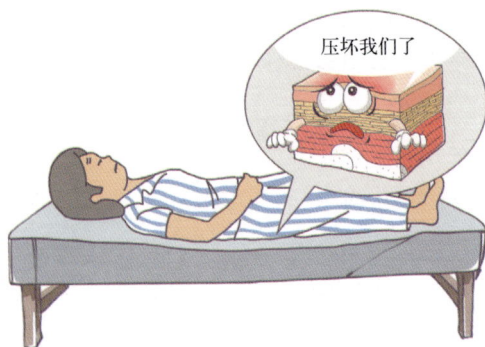

图 1-2 褥疮可能伤及皮肤、肌肉或骨头

二、褥疮是很常见的疾病

1. 褥疮是自古就有的 我国古代中医很早就有关于褥疮的记载，如《外科启玄》中记载："席疮乃久病着床之人，挨擦磨破而成。"意思是说，褥疮是长期卧床的患者因为受压或摩擦形成的。

1961 年，国外研究人员发现埃及出土的木乃伊上有类似溃疡的皮肤缺损，经仔细考证后推断是褥疮，这可能是人类发现的最早的褥疮（图 1-3）。

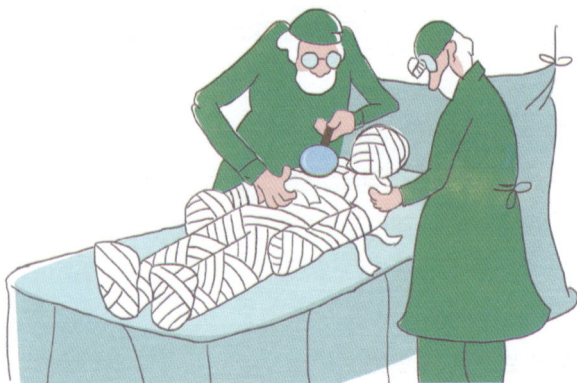

图 1-3 褥疮是自古就有的

2. 褥疮现在仍然非常普遍 褥疮多见于老年人，因为欧美一些发达国家较早进入人口老龄化社会，因而对褥疮的研究也较早。他们的研究表明，无论在医院、疗养院和家里，褥疮的发生都非常普遍（图1-4）。

欧美国家的研究显示，医院内的褥疮患病率为5.2%～18.6%，疗养院中为7.9%～33.2%，家庭护理的则为4.9%～29.1%，在不同的场合或环境，褥疮的发生率有所不同。

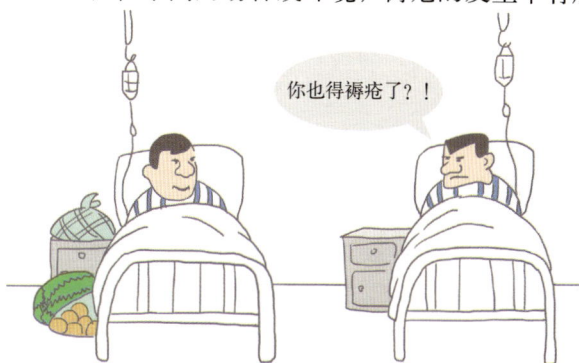

你也得褥疮了？！

图1-4 褥疮是非常普遍的

小贴士 >>>

褥疮的患病率是医学统计学术语，意思就是出现褥疮的患者占所有患者的比例。如医院内的褥疮患病率是18%，就是指在所有住院患者中，每100个人中有18个人出现了褥疮。

美国最近一项研究调查了323家养老院，发现养老院中褥疮的患病率高达38.7%，也就是100个人中有将近39个人出现了褥疮，这是非常惊人的。

3. 褥疮患者在我国越来越多 随着社会经济水平和人民生活水平的提高，我国人口的平均寿命延长，我国也逐渐进入了人口老龄化社会，褥疮的患病率也随之逐渐增加。

小贴士 >>>

2014 年我国 60 岁以上老年人数量已超过 2 亿，占总人口的 14.9%。

我国一项临床研究调查了 12 家教学医院或总医院（代表最高治疗水平）的住院患者，发现住院患者的褥疮患病率为 1.58%。可以推测，在基层医院、社区门诊、养老院的褥疮患病率和发病率可能会更高。

小贴士 >>>

我国人口中老年人的比例越来越大，但是人们的医疗保健意识相对落后，很多老年人患上了心脑血管疾病、糖尿病、老年痴呆等疾病，并因此长期卧床，可能发生褥疮的危险人群增多（图 1-5）。

因为交通事故、肿瘤导致的截瘫患者也很多，这些患者也容易发生褥疮。

褥疮的预防、护理和治疗相对不足也是导致褥疮患者越来越多的原因。

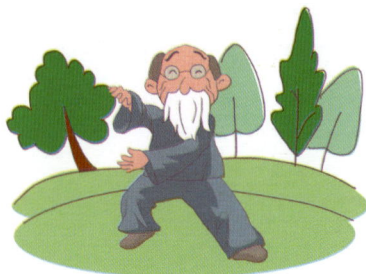

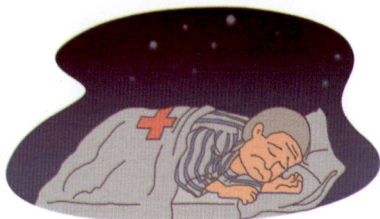

图 1-5　人生因褥疮而不同

三、哪些部位容易发生褥疮

1. 容易发生褥疮的部位　从褥疮的定义我们很容易知道，褥疮一般出现在有骨头突出，又缺乏脂肪、肌肉保护的地方。

小贴士 >>>

"有钱难买老来瘦"这句俗语，不适于长期卧床的患者，太瘦的患者肌肉、脂肪萎缩，骨头突出明显，很容易出现褥疮（图1-6）。

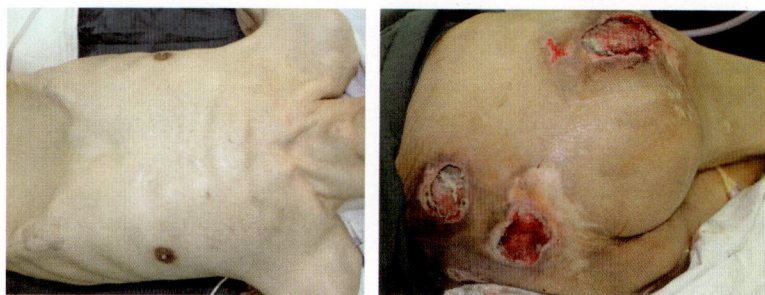

图1-6　消瘦的患者容易出现褥疮

患者，男，62岁，长期卧床，营养不良，背部、骶尾部、髋部多发褥疮

当人处于不同体位时（躺着或坐着），身体表面受压的部位不同，容易发生褥疮的部位也不相同。

（1）在仰卧位（仰面躺）时，褥疮容易发生在枕部（后脑勺）、肩背部、肘部、骶尾部（"尾巴根"上方）及足跟部等处（图1-7）。

（2）在侧卧位（侧躺）时，褥疮容易发生在耳廓、肩膀外侧、肋骨、髋骨（俗称"胯部"）、股骨大转子（大腿外侧）、膝盖外侧、外踝等处（图1-8）。

头后部 肩胛 肘 骶骨 足跟

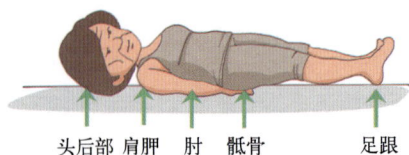

图 1-7 仰卧位时容易出现褥疮的部位

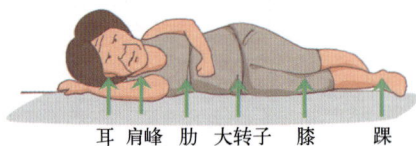

耳 肩峰 肋 大转子 膝 踝

图 1-8 侧卧位时容易出现褥疮的部位

（3）在俯卧位（趴着）时，褥疮容易发生在脸颊、肩膀前侧、女性乳房、肋骨、男性生殖器、骨盆、膝盖和脚趾等处（图 1-9）。

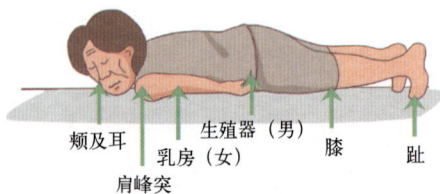

颊及耳 生殖器（男）

乳房（女） 膝 趾

肩峰突

图 1-9 俯卧位时容易出现褥疮的部位

（4）在坐位（坐着）时，褥疮容易发生在肩背部、坐骨结节、骶尾部、足跟等处（图 1-10）。

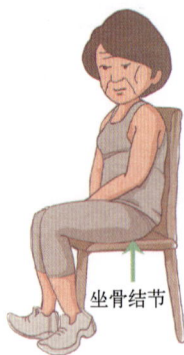

坐骨结节

图 1-10 坐位时容易出现褥疮的部位

2. 不同部位褥疮的特点

（1）头枕部（后脑勺）褥疮的特点：一般来说，枕部发生褥疮的概率比较低，常见于头或脖子活动受限制的患者，如颈椎损伤、昏迷或脑手术后。

由于枕部仅有头皮覆盖，一旦形成褥疮，很容易波及枕骨，严重时可引起枕骨骨髓炎，甚至引起颅内感染。

小贴士 >>>
新生儿或婴儿容易出现枕部的褥疮（图1-11）。

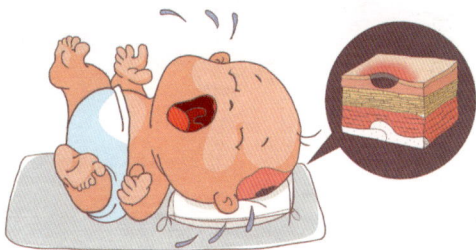

图1-11 婴儿容易出现头枕部褥疮

（2）背部褥疮的特点：背部主要是肩胛骨和脊柱的部位容易出现褥疮，多见于长期卧床的瘦弱患者，尤其是有脊柱畸形（如驼背等）的患者（图1-12）。

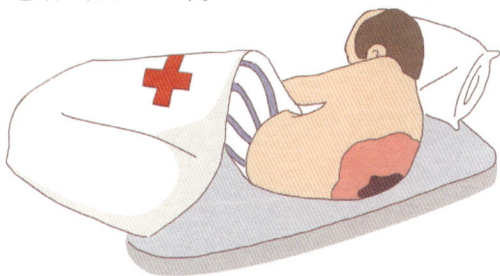

图1-12 脊柱畸形的患者容易出现背部褥疮

（3）骶尾部褥疮的特点：骶尾部也就是俗称的"尾巴根"上方，是容易出现褥疮的部位，这是由于骶骨后面仅主要由皮肤覆盖，缺乏肌肉及其他软组织保护造成的。

骶尾部一旦发生褥疮，常深达骶骨，骨头外露，而且骶尾部邻近肛门，创面容易受到患者大便和小便的污染，具有易发难治的特点（图1-13）。

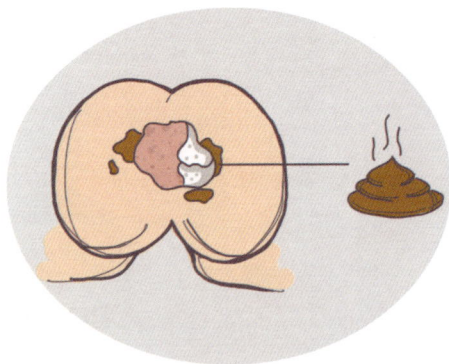

图1-13　骶尾部褥疮容易被粪便污染

（4）坐骨结节处褥疮的特点：坐骨结节是人在坐着时，能用手摸到的两侧臀部（屁股）下方最突出的骨头，在坐着时它承担了人体的大部分体重，也是最容易发生褥疮的部位之一。

🎈 **小贴士 >>>**

当患者长时间保持坐位，尤其是截瘫患者长时间坐轮椅，又没有采取有效的减压防护措施时，容易出现坐骨结节处褥疮。

坐骨结节处褥疮一旦发生，常因为其特殊的生理结构，形成口小、底大、腔深的伤口，脓液积在深处引流不出来，容易出现深部感染，甚至发展为坐骨结节骨髓炎，治疗难度大，治疗周期长，而且治愈后很容易复发（图1-14）。

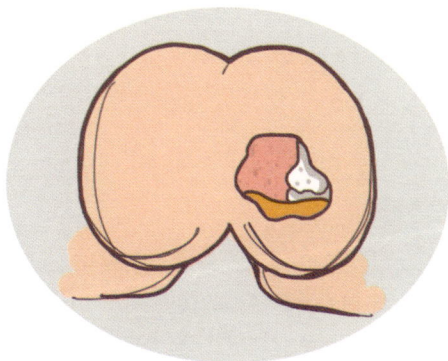

图1-14 坐骨结节处褥疮一般比较深

（5）股骨大转子处褥疮的特点：股骨大转子就是大腿根部外侧最突出的骨头，在人侧躺时这里受压最明显，也是容易发生褥疮的部位（图1-15）。

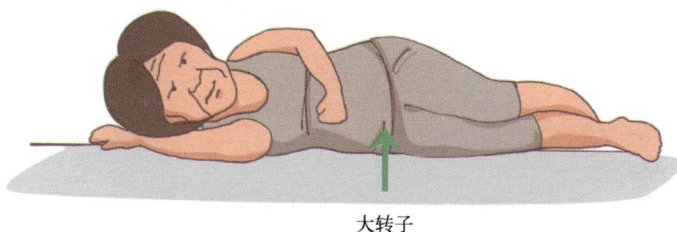

大转子

图1-15 侧卧位时股骨大转子处容易出现褥疮

股骨大转子处有关节滑液囊，与坐骨结节处相似，其褥疮也容易形成很深的窦道，外面口小，里面底大，甚至可向下方蔓延至大腿、小腿等处，反复感染还会引起骨质、关节感染（图1-16）。

（6）足部褥疮的特点：足跟是褥疮的常见和多发部位，长期卧床尤其是仰卧位的患者很容易出现足跟后部褥疮。

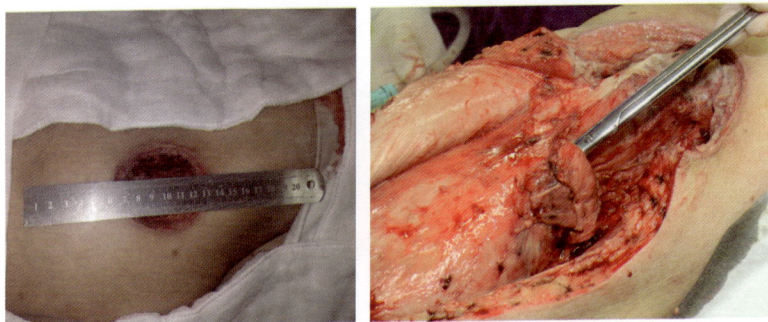

图1-16 股骨大转子处的褥疮容易向下蔓延

患者，女，56岁，截瘫后长期卧床出现右侧大转子处褥疮，向下方蔓延至膝关节处

🎈 **小贴士 >>>**

长期卧床的患者摆放体位时，足跟是重点关注部位，要形成"漂浮的足跟"，完全不与床面接触，具体方法在后面有详细说明。

此外，有感觉障碍的不全截瘫患者虽然可以行走，但足部没有感觉，失去自我保护功能，足底等负重部位长期受压就容易发生褥疮。

存在足部畸形的患者，足底部负重不均，承重较大的部位容易发生褥疮。如马蹄内翻足患者，足底外侧部就容易受摩擦出现褥疮。

🎈 **小贴士 >>>**

对于足部畸形、感觉障碍、血供不良的患者，一定要穿合适的鞋、袜，必要的时候要去专业的部门定制，一些创面修复专科就有相应的工作室。

（7）膝、踝、肘部褥疮的特点：膝、踝、肘部缺乏肌肉和脂肪保护，虽然不易被损伤到，但一旦损伤，很容易出现褥疮，而且容易出现骨质外露，导致治疗困难。

这些部位的褥疮一般多见于肢体瘫痪后因活动障碍而受压，也常见于石膏或夹板固定不当，压迫及摩擦所致。

四、哪些人容易发生褥疮

健康人很难发生褥疮，这是由于健康人身体的各项反应都正常，能够及时躲避外界对身体的伤害，还有就是健康人的身体好，能够抵御一定程度的伤害而不出现明显的损伤（图 1-17）。

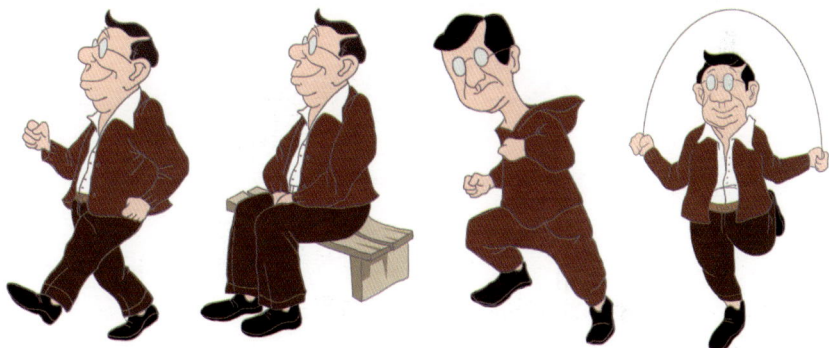

图 1-17　健康的身体是抵御各种风险的法宝

总的来说，褥疮一般出现在长期卧床、坐轮椅的患者。另外，一些特殊体质的患者，即使卧床或坐轮椅时间比较短，也可能发生褥疮。

小贴士 >>>

　　在"褥疮"的名字中，褥指的就是睡觉时垫在身体下面的东西，所以顾名思义，褥疮就是长期与褥子接触（长期卧床）而导致的。

1. 长期卧床的患者 一些患者因为昏迷、老年痴呆、植物人状态等原因，只能长期躺在病床上，无法自己活动，需要家属或陪护人员协助，如果护理不当、翻身不及时，身体的某些部位长时间受压，就可能发生褥疮（图1-18）。

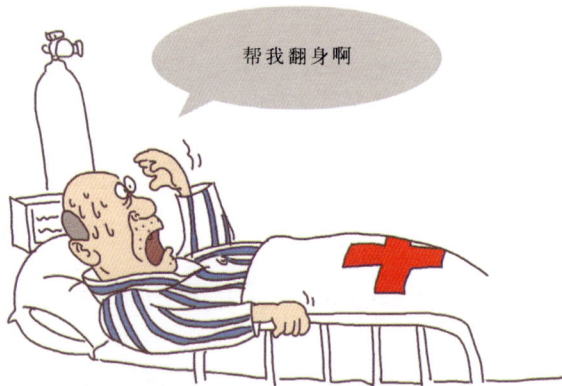

帮我翻身啊

图1-18　翻身不及时是导致褥疮的重要原因

2. 长期坐轮椅的患者 一些患者因为偏瘫、截瘫、腿或脚活动障碍等原因，下地活动困难，下床活动需要坐轮椅，如果存在轮椅坐垫不合适、坐姿不正确、坐轮椅时间太长、上下轮椅来回摩擦等因素，就可能出现臀部、背部、足跟等部位的褥疮（图1-19）。

小贴士 >>>

很多坐轮椅的患者得了褥疮，治疗愈合后出院，但是过了一段时间褥疮又复发了。仔细一问，很多都是因为"家里来了个朋友，多坐了会儿""打麻将坐的时间长了"等原因，好了伤疤忘了疼，很让人痛心。褥疮的治疗一次难于一次，一定要避免久坐。

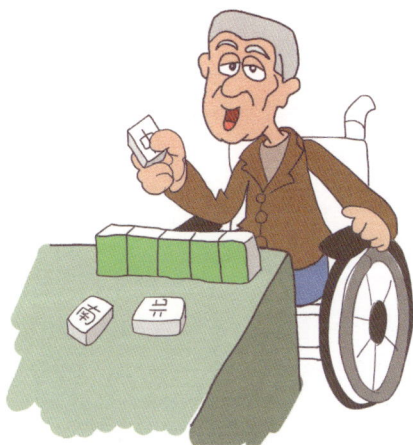

图 1-19 久坐轮椅是导致褥疮的重要原因

3. **老年人** 我们平时一说起褥疮，常常会联系到老年人，事实上也是如此，年龄越大，发生褥疮的风险也越大。

这是因为老年人身体的功能逐渐退化，新陈代谢减慢，身体活动减少，营养吸收不良，皮肤松弛、干燥、缺乏弹性，皮下脂肪和肌肉萎缩、变薄，一旦受压或受到摩擦，更容易出现褥疮（图1-20）。

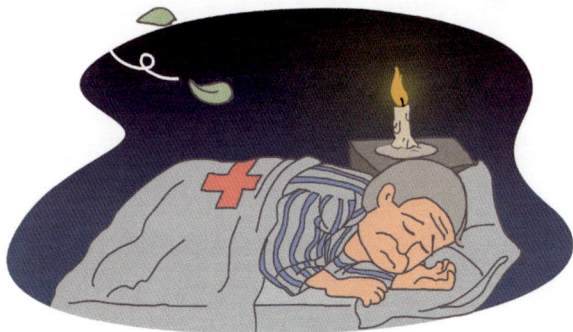

图 1-20 老年人的身体功能会逐渐减退

13

小贴士 >>>

　　大家都知道，老年人一旦因为某种原因长期躺在床上，身体状况就会变得越来越差，褥疮是容易出现的并发症之一。反过来说，一旦出现褥疮，又可能导致老年人身体状况进一步恶化，雪上加霜。

　　4. 瘫痪的患者　　一些偏瘫或截瘫的患者也很容易发生褥疮，究其原因主要有以下几点。

　　（1）这些患者因身体某部分的感觉、运动功能出了问题，受压了也感觉不到疼痛，或是不能自己活动，这些部位就可能因长时间受压而发生褥疮。

　　（2）由于瘫痪部分的身体供血相对不足、营养缺乏，也容易因为受压而出现损伤。

　　（3）这些患者往往合并有大便失禁和（或）小便失禁，粪便或尿液会污染、浸渍皮肤，使皮肤更容易发生损伤，且发生褥疮后不容易治愈。

　　（4）一些截瘫的患者截瘫平面比较低，尚保留部分运动功能，有的患者不注意自我保护，运动过多或长时间坐轮椅，也会增加受压部位损害的机会，容易发生褥疮（图1-21）。

　　5. 营养不良的患者　　一些患者因为肿瘤晚期、心力衰竭、肾衰竭等原因导致营养不良、身体瘦弱，也容易发生褥疮。这是因为一方面受压部位骨头突出，缺乏肌肉、脂肪组织的保护，皮肤容易受到摩擦造成损伤；另一方面是因为体质弱，身体活动少，易导致局部受压，而营养状况差也会影响伤口愈合。

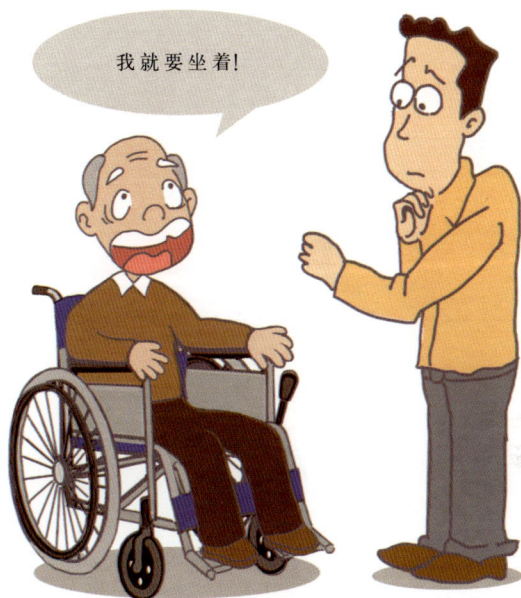

图 1-21 截瘫患者要注意避免久坐

小贴士 >>>

　　我们说"有钱难买老来瘦"，其中的"瘦"指的是良好的健康的匀称的体形，而不是因为营养不良导致的虚弱消瘦，后者对健康是不利的。

　　6.肥胖的患者　　患者太瘦了容易发生褥疮，其实太胖了也容易发生褥疮。身体肥胖则体重大，直接增加了受压部位承受的压力，而且肥胖者相对不爱活动，更易导致局部长时间受压，进而发生褥疮（图1-22）。

小贴士 >>>

肥胖者容易出现皮肤皱褶，一方面容易藏污纳垢，另一方面局部也容易受压、摩擦，导致皮肤损伤。

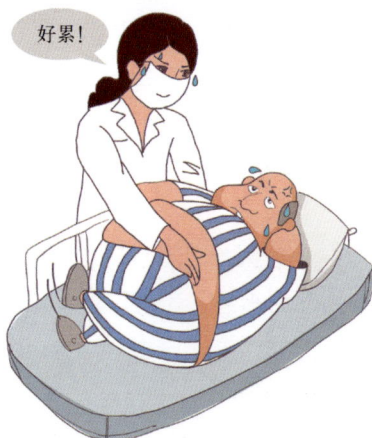

好累！

图 1-22　肥胖不利于褥疮防护

7. 大小便失禁的患者　大便和（或）小便失禁不只是脏那么简单，还是褥疮发生的重要"帮凶"。一方面，大小便使皮肤潮湿、浸渍（俗话说"泡在水里"），减弱了皮肤的保护能力；另一方面，大小便中还含有很多蛋白酶，能够直接刺激、损伤皮肤；此外，大小便还会污染创面，引起创面感染，使褥疮加深且难以愈合。

小贴士 >>>

有些患者虽然大小便失禁，但是意识还是清醒的，大小便带来的异味、潮湿感、异物感会使患者感到很不舒服，而且让患者觉得很没有尊严，从而加重了心理负担（图 1-23）。

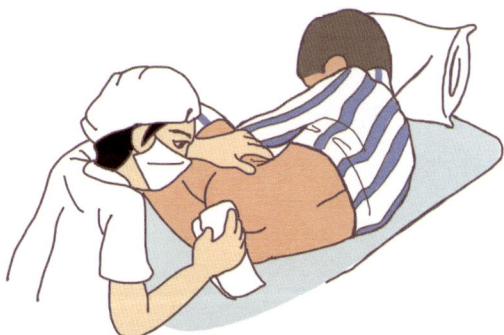

图 1-23 管理大小便失禁，为了健康，也为了尊严

8.水肿的患者 患者因为心力衰竭、肾衰竭、血浆白蛋白低等原因出现全身或局部的水肿，这时机体的抵抗力下降、营养不足，而且相对增加了接触部位的压力，也容易出现褥疮，要尽量避免水肿部位受压（图 1-24）。

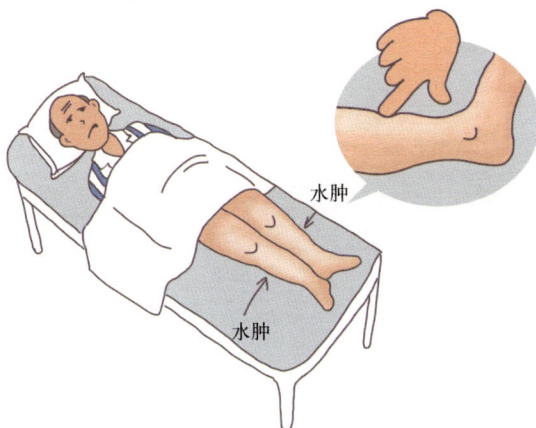

水肿

水肿

图 1-24 要尽量避免水肿部位受压

9.发热的患者 患者因为某些原因出现发热(俗话说"发烧")时，汗液排出增多，会使皮肤潮湿，汗液中的化学物质还会刺激、

损伤皮肤。同时，由于皮肤潮湿，皮肤的摩擦力会增加，更容易出现表皮破损（图1-25）。

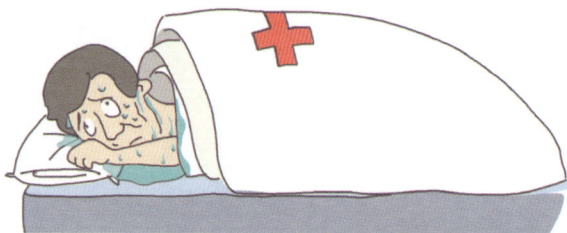

图1-25　发热时出汗量增加，褥疮风险也增加

10.因治疗而限制活动的患者　很多患者因为受伤或受伤后治疗的原因，需要卧床休息，且翻身或身体活动受限，这样也可能出现褥疮（图1-26）。

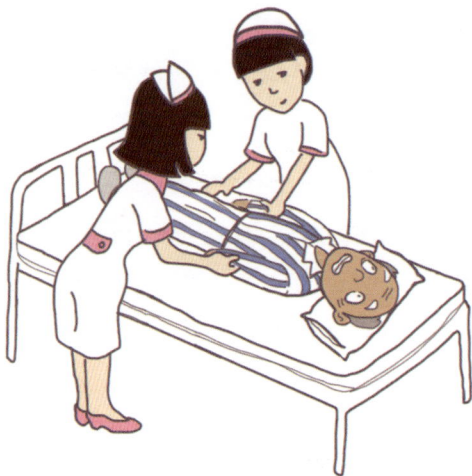

图1-26　活动受限的患者要定时翻身

（1）患者因为骨折、脑外伤、心力衰竭、疼痛等原因，身体处于某种固定体位，翻身或活动受限。

（2）患者在接受手术麻醉尤其是全身麻醉时，全身感觉、活动能力下降。

小贴士 >>>

在手术时，患者可能需要根据手术要求采取不同体位，如俯卧、侧卧等，这也会在一定程度上增加防范褥疮的难度。褥疮防范一直是手术室的重点工作之一。

在临床治疗时，有时会使用镇静药物，使患者安静下来，这会在一定程度上降低患者的感觉和活动能力，容易发生褥疮。

（3）患者因为骨折后需要牵引、石膏固定，需要固定某一体位，导致翻身或身体活动减少。

小贴士 >>>

以前即使在医院，也会有很多褥疮病例发生，那是由于大家对褥疮的认识和防护还不到位。近年来，随着褥疮防范意识的提升和防治措施的改进，在医院内新发生的褥疮病例明显减少。

11. 使用治疗器械的患者　还有一种类型的褥疮，是因为患者在治疗过程中使用了相应的治疗器械，因受压、摩擦等原因导致皮肤、组织损伤，有时也把这种损伤归结到褥疮的范围。

（1）患者使用胃管、尿管、引流管时，管道压在身下或某个部位，长时间压迫导致皮肤损伤。

小贴士 >>>

无论是在医院还是在家中，翻身时一定要注意调整尿管等管道，摆好体位后也要确认管道没有压在身下或某个部位。如果有些管道必须经过身下，要注意使用棉垫等材料包绕或垫起来，与身体隔离保护。

（2）患者使用石膏、夹板、支具等器械固定时，如果器械大小不合适、松紧调节不当，也可能导致局部压迫、摩擦，出现皮肤损伤（图1-27）。

🎈 **小贴士 >>>**
患者因为骨折等原因需要用石膏固定时，要注意定期复查，伤后一段时间可能因为组织水肿减轻等原因，致使石膏大小不再合适，需要及时调整。

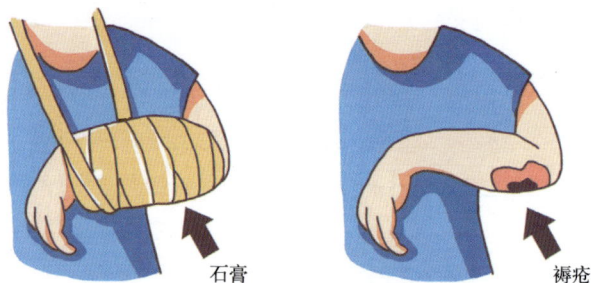

石膏　　　　　　　　褥疮

图1-27　石膏佩戴不当可能导致褥疮

五、褥疮有哪些危害

我们之所以如此严肃认真地谈及褥疮，是因为褥疮确实有很多危害，相信经历过褥疮的患者及其家属都深有同感（图1-28）。

褥疮的危害首先来自于褥疮本身给患者带来的痛苦，其次来自于它可能导致的并发症。此外，褥疮也会给患者的家庭和社会带来很大的负担和影响。

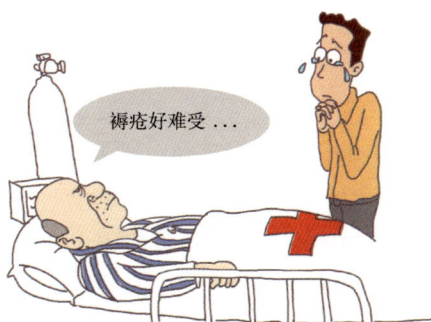

图1-28　褥疮有很多危害

（一）褥疮本身的危害

1. 皮肤和组织损伤　正常情况下，皮肤具有保护身体、保温、保湿、免疫等功能，是身体的屏障，也是重要的器官（皮肤与心脏、肝脏、肺一样都是器官）。

小贴士 >>>

皮肤覆盖身体的全部，面积很大，是全身最大的器官（图1-29）。

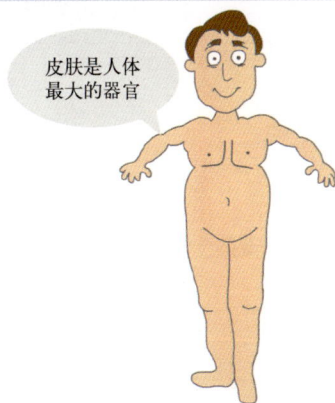

图1-29　皮肤是人体最大的器官

21

褥疮肯定会损伤到皮肤，造成破溃、溃疡、缺损等，破坏皮肤的完整性。皮肤一旦损伤，它的屏障功能、对身体的保护功能等会相应地缺失。

较深的褥疮还可能会损伤到脂肪、肌肉或骨头，形成一个立体的、全层的组织缺损（深度溃疡）。如果褥疮波及的面积很大，就会形成一个又大又深的溃疡，对身体造成很大的打击。

2. 疼痛　有的褥疮患者疼痛感觉没有完全丧失，在发生褥疮时就会感受到疼痛。

发生褥疮时，浅层皮肤的损伤往往伴有比较明显的疼痛，尤其是在褥疮早期，创面炎症刺激明显，疼痛剧烈，患者痛苦不堪。如果创面到达肌肉、骨头，疼痛还会进一步加剧（图1-30）。

如果创面有脓液积聚、脓肿形成，局部还会出现明显的胀痛（感觉又胀又痛）。

但是，到了褥疮后期，皮肤、软组织彻底坏死，里面含有的神经也完全坏死，患者的疼痛反而会减轻，其实是褥疮更重了的表现。

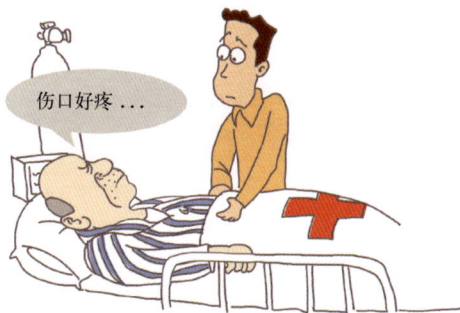

伤口好疼...

图1-30　褥疮往往伴有明显的疼痛

小贴士 >>>

疼痛严重影响患者的休息、睡眠和精神状态，除了积极治疗褥疮以外，还应根据医生的建议，通过药物、理疗等方法减轻疼痛，提高患者的生活质量。

3. 渗液　皮肤具有保存体内水分的作用，发生褥疮时皮肤破坏，体内水分就会向外渗出，伤口出现渗液。如果创面继续加深，局部血管、淋巴管（这两个都是身体输送水分的管道）损伤，创面的渗液会更多。

创面的渗液渗出后，会把创面表面的敷料、衣服、床单、坐垫等浸湿，需要加强换药或护理，增加了护理难度（图1-31）。

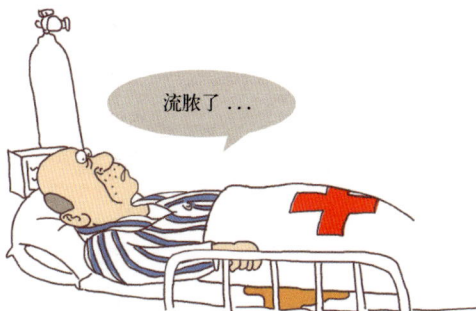

流脓了…

图1-31　要加强褥疮创面的渗液护理

如果创面渗液能够流出来还好，如果渗液积聚在创面里面出不来，则危害更大，渗液会在创面深部向周围组织蔓延，扩大褥疮的实际面积（图1-32）。

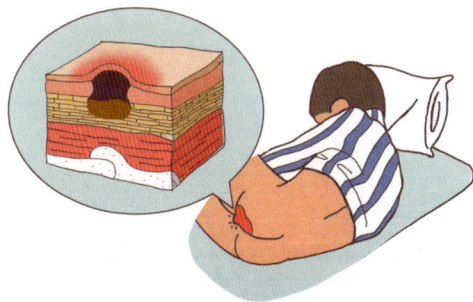

图1-32　褥疮可能比表面看起来更严重

小贴士 >>>

很多褥疮是从里向外发展的，早期皮肤并没有破损，但是脂肪、肌肉已经坏死，并产生了液状物质，从表面看起来就像皮肤肿了一块，摸起来感觉皮肤下面像有一个水囊一样。

渗液早期可能是无菌的，但是后期可能因为细菌感染形成脓液，导致深部组织的感染甚至全身感染等，危害更大。

4.异味 褥疮导致皮肤、脂肪、肌肉等组织坏死，这些组织坏死、分解会产生异味，像腐败的肉一样难闻（图1-33）。

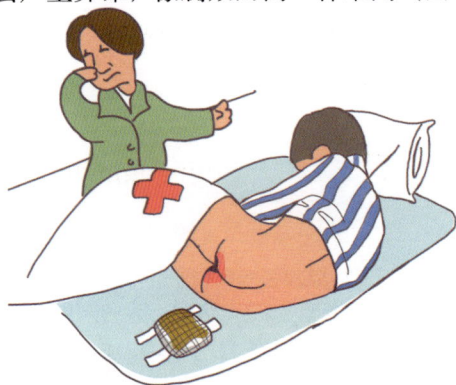

图1-33 褥疮可能伴有明显的异味

如果褥疮合并了感染，那么异味会更明显。比如，如果感染了阴沟肠杆菌，创面的味道就像粪便的味道，恶臭无比，让人难以忍受。

小贴士 >>>

如果褥疮是从里向外烂的，皮肤还没有破，那么很容易出现厌氧菌的感染，切开皮肤后，恶臭的味道才会散发出来。

异味让患者和家属感到恶心、难受，不仅恶化了居住环境，也会在一定程度上影响家属的护理力度，还会让患者感到没有尊严，心理负担进一步加重。

（二）褥疮的并发症

除了上述所说的组织缺损、疼痛、渗液、异味等褥疮本身的危害之外，褥疮发展还可能导致很多的并发症，进一步恶化患者的病情。

1. 感 染

（1）创面感染：皮肤是身体的一道屏障，发生褥疮时，这道屏障被破坏，身体对外界的抵御能力下降，细菌、真菌也会趁虚而入，进入到创面（图1-34）。

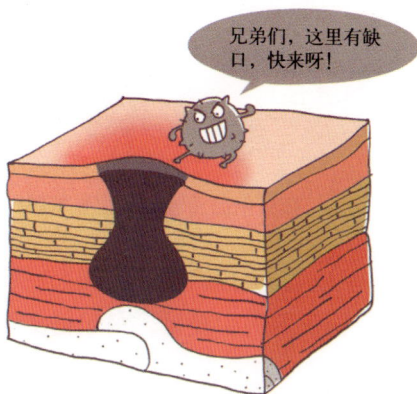

图1-34 发生褥疮时皮肤的屏障功能降低

小贴士 >>>

正常情况下，我们的皮肤上都有细菌，因为皮肤是完整的，所以这些细菌不会进入体内造成感染，反而会团结起来抵抗其他细菌到皮肤上。

细菌进入到创面，可以称之为"污染"，而不是直接称为"感染"，这是因为每一个创面都会有细菌，但并不是所有的创面都发生了感染，只有当创面的细菌数量和产生的毒素达到一定程度时，才会导致创面感染。

很不幸的是，褥疮创面非常适宜细菌生长和繁殖，褥疮中坏死的肌肉等组织为细菌的生长、繁殖提供了良好的营养，创面潮湿的环境和温度也有利于细菌的生长，因而褥疮创面发生感染的概率很高（图1-35）。

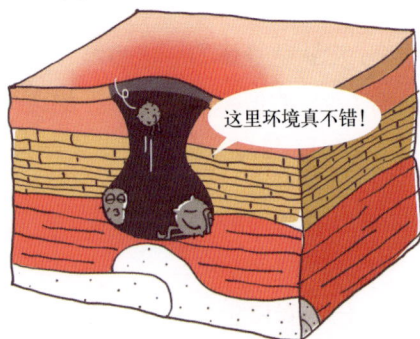

这里环境真不错!

图1-35　褥疮创面适宜细菌生长繁殖

创面感染会引起红、肿、热、痛的局部炎症症状，也可能向深处（肌肉、骨头）或周围组织蔓延，引起更多部位的感染，甚至是全身的感染。

小贴士 >>>

创面感染的局部症状中，"红"是指创面及创面周围皮肤颜色发红；"肿"是指局部组织肿胀；"热"是创面部位的皮温比周围皮肤高；"痛"就是患者感觉到疼痛或用手轻触会有压痛。

创面感染的最直接影响就是阻碍创面的愈合，如果感染不能根除，创面就无法愈合（图 1-36）。

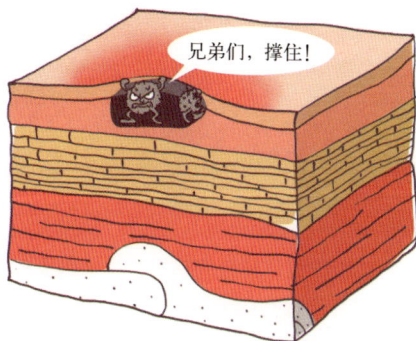

图 1-36 创面感染阻碍创面的愈合

（2）蜂窝织炎与坏死性筋膜炎：在皮肤与脂肪、脂肪与肌肉及肌肉之间有疏松的纤维组织，这些组织结构疏松，脓液很容易沿着这些组织向周围或深部蔓延。

如果褥疮的感染侵犯到皮肤下面的脂肪，就称为蜂窝织炎（因为脂肪的排列方式很像蜂巢）。如果感染侵犯到脂肪以下的地方，就称为坏死性筋膜炎。

蜂窝织炎或坏死性筋膜炎会进一步加重褥疮组织的坏死。更重要的是，它们会向褥疮周围的组织蔓延，从表面看起来，褥疮的大小没有改变，但是褥疮的基底已经扩大到原先的好多倍（图 1-37）。实际感染和坏死的范围扩大，也容易引起更明显的全身感染症状（如发热等）。

（3）骨髓炎：褥疮一般发生在骨突出部位，如果创面感染向下方（即深部）扩散，就可能波及骨组织，引起骨髓炎。骨髓炎是褥疮创面难以愈合的重要原因之一（图 1-38）。

骨髓炎是非常棘手的临床问题，一旦形成就很难根除，治疗时需要去除感染坏死的骨头、长期持续的冲洗或使用复杂的手术

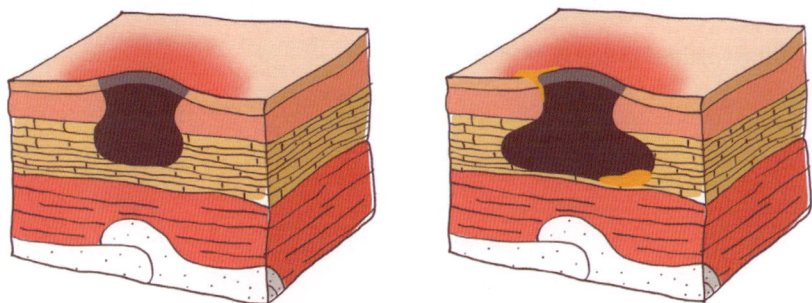

图1-37　蜂窝织炎或坏死性筋膜炎会扩大创面的实际范围

方法覆盖，才有可能治愈。

更重要的是，骨髓炎如同感染的根据地，如果治疗不彻底，即使外层创面已愈合，也会因骨髓炎发作而导致褥疮复发。

很多骨突出部位其实是关节所在的部位，如髋关节、膝关节、肩关节等，这些部位的感染或骨髓炎还会导致化脓性关节炎。

发生化脓性关节炎时，关节红、肿、热、痛明显，活动时疼痛加剧，肌肉紧张，晚期则有关节畸形、病理性脱位、窦道或关节强直等后遗症，不仅治愈困难，也影响患者后期的功能康复。

（4）脓毒症（以前叫败血症）：如果褥疮创面引流不畅、局

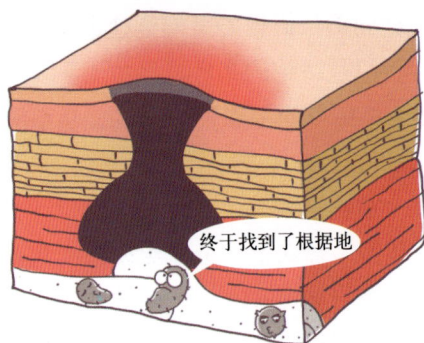

终于找到了根据地

图1-38　骨髓炎是褥疮长期难愈的重要原因

部感染加重、身体抵抗力降低，细菌就会大量生长繁殖，并可能通过局部破坏的小血管进入到血液中，在血液中生长繁殖，产生大量毒素，从而导致严重全身感染，甚至脓毒症。

小贴士 >>>

可以这样理解，蜂窝织炎或坏死性筋膜炎是褥疮感染向周围扩散，骨髓炎是感染向深部扩散，而脓毒症是感染向全身扩散（图1-39）。

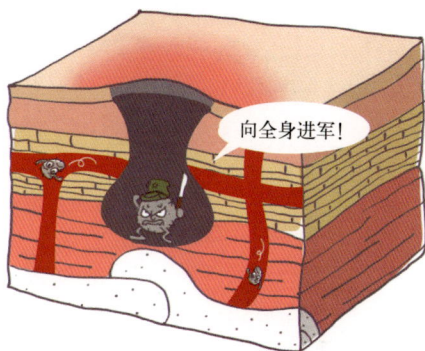

向全身进军！

图1-39 褥疮可能引起全身感染

脓毒症包括细菌感染引起一系列全身炎症和中毒症状，如高热、血白细胞增高、心跳和呼吸增快、血压降低（休克）等。

褥疮并发脓毒症，是感染加重的重要表现。脓毒症死亡率很高，应给予高度重视。

2. 低蛋白血症和贫血 褥疮会使患者全身的情况恶化，导致全身并发症，其中低蛋白血症、贫血是褥疮的常见并发症。它们并非孤立的现象，通常与体重降低、能量不足、维生素和微量元素缺乏同时存在，都归属于全身营养不良的症状，但前两者更突出，危害也更大。

小贴士 >>>

很多褥疮患者本来就有营养不良，发生褥疮后，患者的营养需求增加（褥疮愈合需要营养、发热也消耗营养），会进一步加重营养不良。

因为褥疮患者蛋白质丢失及消耗更为显著，所以低蛋白血症的表现更为突出，可以引起创面愈合不良、水肿、感染等一系列不良反应。

小贴士 >>>

褥疮创面的渗液不只是水分，其实更接近血浆的成分，大量的蛋白质会从渗液中流失（图1-40）。

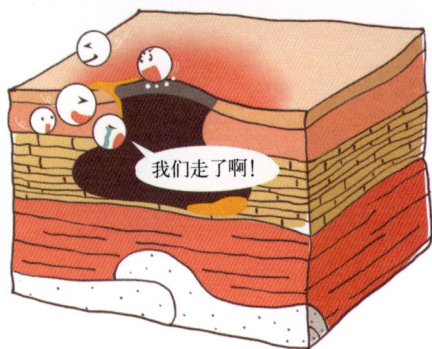

我们走了啊！

图1-40　褥疮创面渗液是蛋白质丢失的原因之一

贫血是由于身体长期消耗、褥疮渗血等原因造成的，它会影响营养成分和氧的运输，加重全身的基础疾病（高血压、冠心病等），也阻碍褥疮的愈合。

小贴士 >>>

相对而言，贫血的发生是一个长期过程，其实有足够的时间发现和纠正，应该早发现、早治疗。

3. 水、电解质失衡 正常人体中，水分和电解质（钠、钾、氯等）保持一个动态的平衡，这也是维持身体正常功能的基本条件。

小贴士 >>>

水、电解质需要通过食物摄入，也在不停地消耗、流失，维持在一个适合人体的水平。如果摄入减少或流失增加，这种平衡就会被打破。

（1）摄入减少：患者长期卧床后，可能因为自主进食困难或护理不当，摄入水、电解质不足，导致脱水、低钠、低钾或低氯等。

如果患者长期卧床，可能存在消化功能不良，也会导致水、电解质吸收障碍。

（2）流失增加：发生褥疮时，创面持续渗液，渗液中含有水、电解质（包括钾、钠、氯、钙等）等成分，可能导致水、电解质紊乱。

如果患者发热、出汗、呕吐，也会有水、电解质的流失（图1-41）。

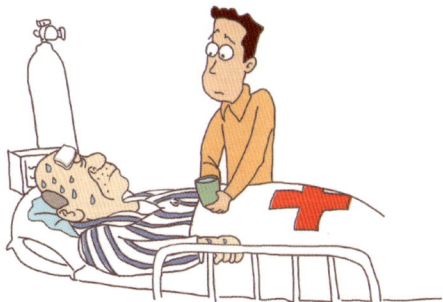

图1-41 发热患者要注意补充水和电解质

31

水、电解质是心脏、肝脏、肾脏等重要脏器所必需的，这些物质失衡会直接导致脏器功能障碍，甚至威胁生命。

4．加重基础疾病　褥疮患者多是老年人，往往患有一些基础疾病，如高血压、冠心病、脑出血等。这些疾病本身就可导致患者卧床不起，而长期卧床不起会引发褥疮，褥疮又会进一步恶化全身情况，形成了恶性循环（图1-42）。

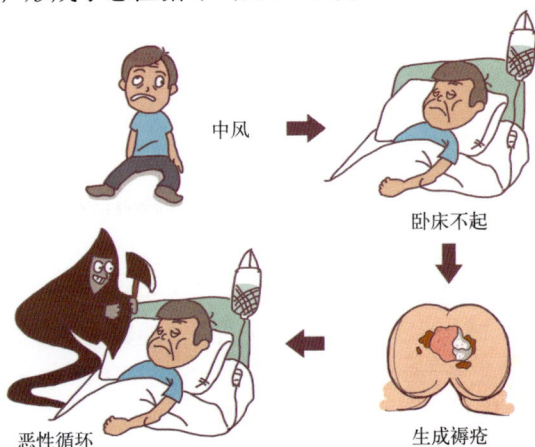

中风

卧床不起

恶性循环

生成褥疮

图1-42　褥疮使患者进入恶性循环

褥疮患者的疼痛可能会加重患者的心肌缺血；贫血、低蛋白血症等营养不良可导致全身抵抗力下降，并可能影响心、肺、肾等重要脏器功能，甚至导致器官衰竭；感染可能会导致发热，加重水、电解质紊乱，脓毒症甚至可以直接威胁生命。

因此，褥疮不只是一个创面那么简单，它对患者的不良影响是全面的，如同雪上加霜。

（三）褥疮对家庭和社会的影响

1．心理影响　褥疮不但给患者本人带来压力，也会给患者家属带来沉重的心理压力（图1-43）。

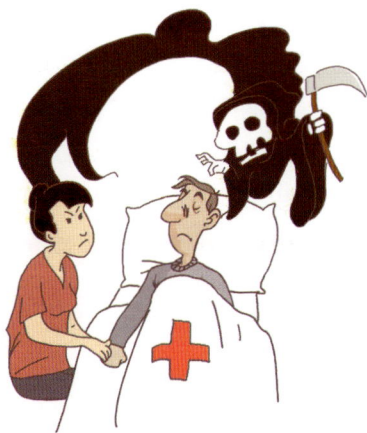

图1-43 褥疮给患者和家属带来沉重的心理负担

（1）褥疮一旦发生，患者会感觉到又给家属添麻烦了，心情沮丧、不安，而患者家属可能会自责没有照顾好患者及没能预防褥疮发生，也会懊悔、心情低落。

🎈 **小贴士 >>>**

虽然我们常说褥疮主要靠预防，但是必须承认，并不是所有的褥疮都是可以预防的，因此万一发生了褥疮，患者和家属不应该过度自责，而应积极应对。

（2）褥疮本身的疼痛、渗液、异味时时刻刻都在折磨着患者本人和家属，也在一定程度上恶化了居住的环境。

（3）目前国内褥疮护理主要由家属进行，他们常常无法做好相应的准备，也缺乏相关的专业知识和培训指导，总是战战兢兢，担心治疗护理不当可能引起创面加深、感染、复发等，甚至害怕创面永远也不能愈合，这也会影响到患者及其家属的身心健康。

（4）如果褥疮愈合缓慢，甚至逐渐加深、恶化，那么对患者和家属来说都会带来更加沉重的心理负担。

（5）患者因病卧床不起，很难出门活动，时间长了也很少有亲戚朋友来探望；家属因要花费大量的精力去照顾患者，社会交往也会越来越少，即使有短暂的休息可以访友或游玩，也会让他们有负罪感。这不利于患者和家属不良情绪的排解。

（6）经济方面的花费也会给患者和家庭带来沉重的负担，是影响患者及其家属心理稳定的重要因素。

2. 经济影响

（1）褥疮属于典型的难愈性创面，治疗周期长，相应地，治疗费用也很高，而且患者往往还有基础疾病需要治疗，这都会带来巨额的医疗花费，即使是有医疗保险的患者也会有医保报销范围外的费用支出。

（2）患者辗转就医，长期卧床，交通费用、住宿费用和聘请陪护人员的护理费用等，也是一笔很大的费用开支。

（3）患者的家属为了照顾、护理患者，需要花费大量精力，这势必影响到患者家属的工作，也会在一定程度上影响到家庭收入，使家庭经济负担更加沉重（图1-44）。

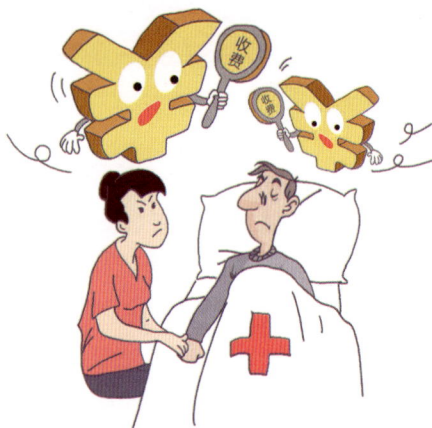

图1-44　褥疮给患者和家属带来沉重的经济负担

3. 社会影响　褥疮患者的治疗开支很多都是通过医疗保险支出的，这必然会增加社会的财政负担。在国内外，每年因为褥疮而支出的医疗经费都是巨大的。

针对褥疮，医院要成立相关的治疗科室（创面修复科），社会应建立养护机构，形成相应的配套设施。由于褥疮治疗周期长，护理难度大，患者的诊疗必将占用大量的医疗资源。

褥疮的治疗和护理还会消耗大量的人力资源，也会加剧社会劳动资源的消耗。

小贴士 >>>

我国的褥疮患者数量有逐渐增加的趋势，对个人、家庭和社会都会带来深远的影响，我们应该未雨绸缪，及早应对。近年来，养老机构、创面修复专科逐渐涌现，也是为了顺应这一趋势（图 1-45）。

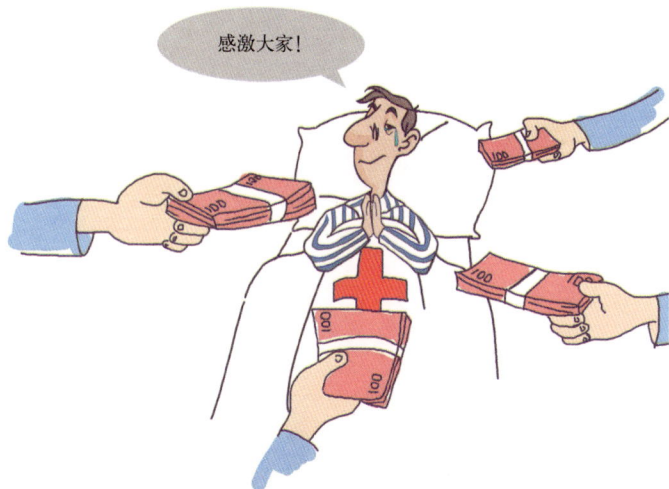

感激大家！

图 1-45　褥疮的防治需要整个社会的力量

六、为什么褥疮治疗困难

在很多人的印象中，褥疮不是什么大病，很容易就能治好。但事实上恰恰相反，褥疮的治疗其实是一个非常专业、难度非常大、时间非常长的过程。

（一）褥疮本身就是难愈性创面

难愈性创面是指由于各种原因，创面长期迁延不愈。褥疮就是典型的难愈性创面。

首先，患者因为长期卧床导致了褥疮，如果患者长期卧床的原因（如脑梗死、昏迷、老年痴呆等）没有去除，那么褥疮创面可能还会再次受压，导致愈合困难，也容易复发。

其次，褥疮创面缺乏普通创面（如烧伤、外伤）愈合所需的一些因素，如生长因子、胶原蛋白等，愈合过程存在障碍。

再次，褥疮创面往往存在感染，甚至是骨髓炎，很难根除，在这种情况下，换药创面不生长，植皮皮片不成活，也会影响创面愈合。

最后，有的褥疮深达骨头，有的还位于关节部位，创面又大又深，严重增加了治疗难度。

（二）褥疮患者的全身情况比较差

褥疮患者多是年老体弱、长期卧床，往往有很多种基础疾病，伴有一定程度的营养不良，这些都是制约褥疮创面愈合的因素。

小贴士 >>>

有的患者褥疮很深，需要手术治疗才能治愈，但是患者可能由于各种因素，连进行手术的条件都没有，也就没有了治愈褥疮的可能性。

（三）褥疮的治疗不及时

很多患者和家属对褥疮的认识程度不够，早期发现褥疮后，总以为是皮外伤、无大碍，不能及时到正规医院或科室治疗，反而相信一些偏方，等到出现严重的坏死、感染甚至是脓毒症了，才到医院就诊，这时患者的全身情况、褥疮情况都很差，即使进行正规的专科治疗，修复难度也很大，有的甚至已经丧失了治愈的机会。

（四）褥疮的预防和护理不到位

在褥疮的治疗中，护理是很关键的一部分。定时翻身、选择合适的床垫、摆放合适的体位、观察褥疮变化等，都是护理的重要内容，如果护理不到位，创面可能进一步恶化。而很多家属、陪护人员和机构缺乏专业的护理知识，是褥疮治疗困难的原因之一。

小贴士 >>>

褥疮的护理是很专业的事情，也牵涉到很多细节，家属和陪护人员需要经过专门的培训，并定期接受指导。

在褥疮的治疗中，如何预防新的褥疮形成、如何防止治愈的褥疮复发也是重要的环节，这需要结合褥疮的专业知识进行全面预防，而目前很多人员和机构缺乏相应的知识背景。

小贴士 >>>

褥疮治愈后每复发一次，治疗难度就会相应增加，这就如同相同的部位反复受伤，肯定一次比一次情况差。

37

（五）褥疮的治疗不专业

很多患者得了褥疮后，家属不知道到哪里去就诊，很多医院并没有专门治疗褥疮的专科，或者只是有的科室附带着治疗褥疮，最终患者只能去药店买些药自己涂抹，或者是接受不够系统专业的治疗，结果耽误了最佳治疗期。

小贴士 >>>

为治疗褥疮，很多医院成立了创面修复专科，针对营养支持、感染防治、创面修复等方面进行系统专业的褥疮治疗，这对褥疮患者来说是非常必要的。

第二章 褥疮是如何形成的

从哲学上说，事物的发展是内因和外因综合作用的结果，褥疮也是如此。褥疮形成的外因是施加于身体上的压力、剪切力和摩擦力；内因主要是指组织的耐受性下降，也就是机体组织对各种外力的承受能力降低。但是在此之前，褥疮的形成还有一个必要条件。

一、褥疮形成的必要条件

（一）为什么健康人不发生褥疮

无论是卧位（躺着）还是坐位（坐着），健康人总会经常变换姿势，即使在睡觉时，我们也会不停地翻身。这是因为身体的接触部位受压一段时间后，局部缺血缺氧，会导致疼痛不适，进而通过神经反射刺激人去变换体位。体位改变后压迫缓解，不会导致进一步损伤（图 2-1）。

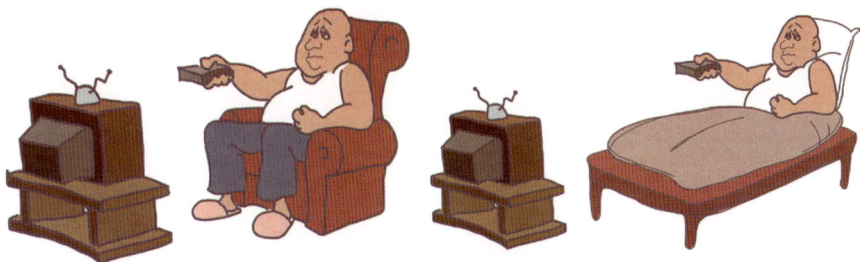

图 2-1　健康人会经常变换体位

（二）不能及时自行变换体位是褥疮形成的必要条件

如果身体无法感觉到疼痛，或者感觉到了疼痛，但自己动不了（自主移动或活动能力下降），身体的接触部位将持续受压而出现损伤，严重时就会引起褥疮。因此，不能及时自行变换体位是褥疮形成的必要条件。

1. 什么人感觉不到疼痛

（1）患有中枢神经系统疾病，如昏迷、脑卒中（中风）、偏瘫、脊髓损伤的患者，全身或部分身体感觉功能降低或丧失，包括对疼痛的感觉。

（2）患有周围神经病变，如长期糖尿病导致的外周神经病变患者，其四肢尤其是下肢远端疼痛感觉降低，容易出现足跟、踝部等处的褥疮。

（3）患有老年痴呆、认知功能障碍等疾病的患者也失去了对疼痛的正常反应能力。

2. 什么人移动或活动能力下降

小贴士 >>>

移动和活动是两个不同的概念。移动是指在床上翻身和挪动的能力。活动是指移除负重表面的全部压力（如下床或离开轮椅活动）或将负重转移到其他部位（如从卧位改为坐位）。

患有重度心力衰竭、呼吸衰竭等内科疾病，或者是骨盆骨折、髋关节骨折、脊柱脊髓损伤等外科疾病的患者，由于全身状况过差、肢体活动异常等原因，自行移动或活动身体的能力降低，如果不借助外界帮助，不能及时改变体位，压力接触的时间就会延长（图2-2）。

小贴士 >>>

健康人在醉酒、昏睡或全身麻醉后，如果一定时间内没有翻身，也会出现褥疮，这也需要警惕。

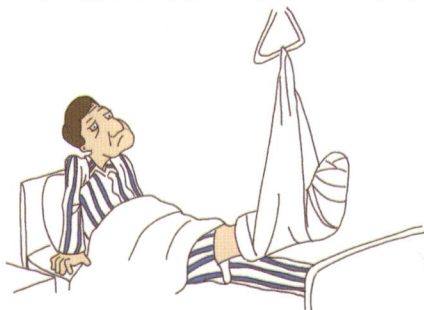

图 2-2 骨折后可能会因疼痛影响翻身

二、褥疮形成的外因

褥疮是皮肤、脂肪、肌肉乃至骨质的坏死，之所以这样，是因为有外力施加于上述组织，并导致足够的损伤。这就表明，褥疮形成首先需要有一定大小的外力；其次，外力要作用足够长的时间。

（一）三大外力之压力

1. 压力是什么 压力是最早被发现导致褥疮的外力，也是最重要的一种外力。

当人卧位（躺着）或坐位（坐着）时，身体某些部位与床或椅子接触，身体的重量会全部或部分转移到接触的部位，接触部位以下的皮肤、脂肪、皮下组织、肌肉和骨质均承受着相应的压力。

很容易理解的是，压力的方向与身体的接触面是垂直的（图2-3）。

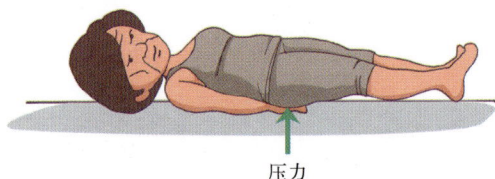

压力

图 2-3　压力是与接触平面垂直的外力

2．压力有哪些危害　压力压迫身体组织，会使组织中的血管弯曲、血管管腔变窄，如果压力足够大，血管还可能完全闭死。这样的话，血管就不能将足够的血液和氧气送进来，也不能将产生的代谢废物及时运出去，时间长了，就会引起明显的缺血缺氧性损伤（图 2-4）。

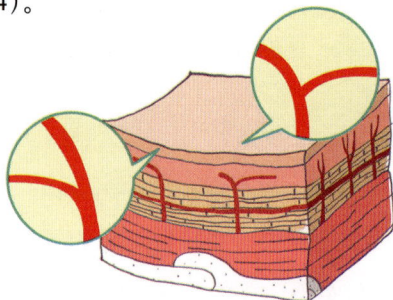

图 2-4　血管受压弯曲、管腔变窄

3．重点事项

（1）压力从皮肤表面逐层传递到骨头，但并不是均匀分布的，而是以压力锥形式分布。简单来说就是，越往深部，压力越大，骨头表面的压力可增大至皮肤承受压力的 3 ～ 5 倍，深部肌肉承受的压力也远远高于皮肤表面（图 2-5）。

（2）各种组织对缺血缺氧的耐受能力不同，与皮肤相比，肌肉组织代谢更为旺盛，因而对缺血缺氧的耐受能力更差，容易出现缺血缺氧性损伤。

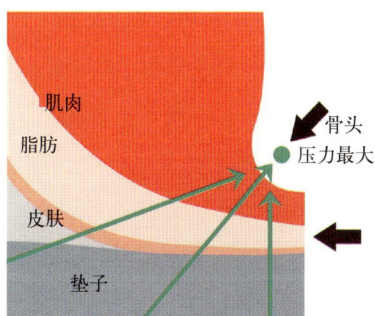

图 2-5　压力的实际分布呈压力锥形式

🎈 **小贴士 >>>**

经常有患者家属来门诊说，我家里的人就是破了个皮，不是很严重，不需要来医院，你给我点儿药回去换换就行，岂不知，深部的肌肉损伤可能没被发现，这样会延误褥疮的治疗。

因此，压力导致的褥疮往往表现为深层的溃疡，首先出现在肌肉层，并由内向外迅速发展，陆续累及脂肪、皮肤，最终导致大范围的坏死，发展为大面积的溃疡（图 2-6）。

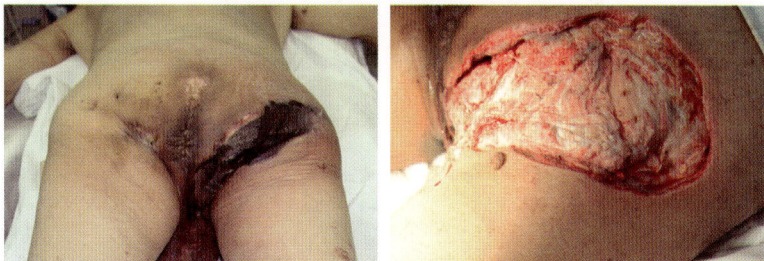

图 2-6　压力导致的褥疮往往是深层的溃疡

男性，78 岁，因截瘫卧床 40 余年，1 个月前出现右侧臀部褥疮，起初是皮肤发黑、溃烂，家属未予以注意，因持续发热 39℃多日才来医院就诊。左图：右侧臀部皮肤发黑、溃烂，局部异味明显。右图：清创后发现，皮肤、软组织、臀大肌广泛坏死，深部的坐骨结节骨质损伤

小贴士 >>>

褥疮不仅伤及皮肤，而且伤及皮下组织、肌肉乃至骨质。由于深部组织承受更大的压力，也更容易出现缺血缺氧性损伤。因此，当皮肤出现较小或较浅的损伤时，千万不要麻痹大意，这是一个危险信号，提示深部组织此时可能已经出现了明显的损伤。

在深部组织已经发生坏死，而皮肤破溃之前，下列症状有一定的提示意义，如局部水肿、发热、硬结、波动感等。

（二）三大外力之剪切力

1. 剪切力是什么　　剪切力是指施加于相邻物体的表面所引起的相反方向的平行滑行力。

举例来说，当抬高床头使患者半卧位时，由于重力的作用，身体有向下滑动（即向床尾活动）的趋势，而臀部、骶尾部的皮肤与床面接触形成的摩擦力阻止了这种趋势，这种摩擦力施加于局部皮肤，方向是向上的，与深层肌肉、骨骼承受的向下的重力方向平行且相反。因而，在皮肤、浅筋膜与深层筋膜、肌肉、骨头之间就会出现剪切力（图 2-7）。

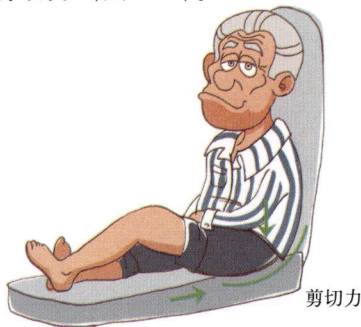

剪切力

图 2-7　剪切力是作用于组织之间的平行外力

2.剪切力有哪些危害

（1）剪切力与压力相互结合，形成合力，进而增大了接触面承受的总外力水平，增大的外力将引起更明显的血管闭塞（图2-8）。

（2）剪切力引起相邻组织的相反运动，还可能导致组织之间的小动脉、小静脉或毛细血管的撕脱、损伤，引起局部血液循环障碍，进一步加速局部组织坏死（图2-9）。

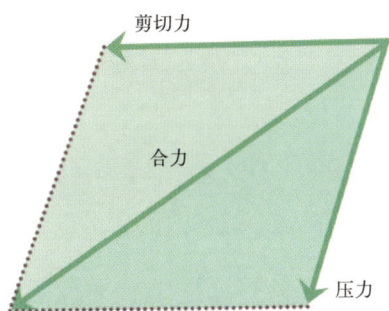

图2-8　剪切力与压力形成更大的合力

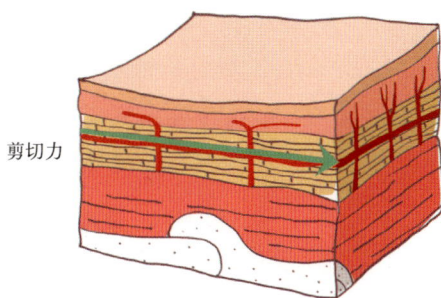

图2-9　平行的剪切力会损伤血管

小贴士 >>>

有研究表明，伴有剪切力时局部组织血管闭塞的数目是没有剪切力时的2倍。

当抬高床头时，骶尾部组织不但承受压力，还承受相应的剪切力，其所承受的外力远远大于平卧时的外力，更容易导致褥疮。因此，一般建议没有特殊原因，抬高床头的角度不要超过30°。

（三）三大外力之摩擦力

1.摩擦力是什么　摩擦力是指皮肤与接触面相互交错运动时产生的力（图2-10）。

例如，当在床上拖动患者或将患者从床上移动到轮椅上时，皮肤与床面之间就会产生摩擦力；患者发生痉挛时，身体反复扭动也会导致皮肤与床单之间的摩擦力。

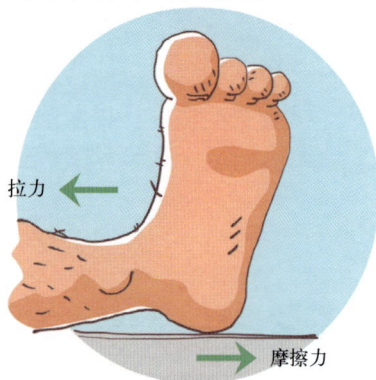

拉力

摩擦力

图 2-10　摩擦力存在于皮肤与接触物之间

2. 摩擦力有哪些危害

（1）摩擦力可以直接引起表皮磨损、剥脱，造成组织损伤。

（2）摩擦力会使皮肤更容易受到压力和剪切力的作用，从而间接增加组织损伤的可能性。研究表明，相对于没有受到摩擦力的人来说，受到摩擦力的人可以在较小的压力下形成褥疮。

🎈 **小贴士 >>>**

在压力相对固定的情况下，摩擦力主要受皮肤与接触面之间摩擦系数的影响。如果皮肤潮湿、床面粗糙、坐垫不光滑，那么摩擦系数会增大，摩擦力也会相应增大。

与压力所致的深部褥疮不同，剪切力或摩擦力所致的褥疮通常是皮肤层的浅表溃疡，表现为皮肤的水疱和缺损。但是，如果剪切力或摩擦力不能及时解除，这种浅表溃疡也会逐渐发展为深层溃疡。

（四）外力的作用时间

外力引起褥疮的另一个重要因素是作用时间，这与外力的大小是相互关联的。即使是再大的压力、剪切力或摩擦力，也需要足够的作用时间才能造成组织损伤；反过来说，即使是相对较小的外力，如果其作用时间足够长的话，也可以导致组织损伤。

因此，如果要引起局部组织一定的损伤，则外力越大，所需的作用时间越短。这还意味着，外力越大，作用时间越长，则造成的组织损伤越重。

小贴士 >>>

为了预防褥疮，首先要减少外力的大小，如使用合适的体位、床垫或坐垫来分散压力。

在外力不可避免的情况下，应尽可能减少外力的作用时间，如定时翻身，以减少某些部位持续受压的时间。

三、褥疮形成的内因

堡垒往往从内部被攻破，褥疮之所以形成，除了外力作用之外，也在于患者自身的内部因素，这可以归结为患者组织的耐受性降低。

（一）什么是组织的耐受性

组织的耐受性是指机体组织（如皮肤、肌肉等）在保持自身结构和功能完整的情况下，对各种机械外力的抵抗能力，也就是组织在没有出现损伤（如褥疮）时能够承受的最大机械外力。

通俗地说，组织的耐受性就是组织是否容易损伤，耐受性越低，越容易损伤。

（二）什么会影响到组织的耐受性

组织的耐受性受很多因素影响，大致可以分为全身因素和局部因素。全身因素包括年龄、营养状况、基础疾病、心理应激情况等，局部因素包括大小便失禁、汗液、创面渗液等引起的皮肤长期浸渍，以及皮肤护理不当等。

在年龄大、营养不良、有截瘫或糖尿病等基础疾病、伴有大小便失禁等情况下，组织的耐受性降低，就更容易受到外力的破坏，进而出现组织损伤。

1. 年龄 随着年龄的增长，人体将经历衰老的过程，人体的组织结构和功能会逐渐退化，对外界刺激的抵抗力也逐渐下降。

（1）衰老时皮肤的改变：衰老能够引起皮肤的一系列退行性改变，包括与力学、生物化学、生理学等有关的许多结构变化。

①皮肤变薄。衰老过程中，表皮的细胞间桥逐渐扁平，表皮变得薄且平坦。真皮中胶原蛋白和弹力蛋白的含量逐渐下降，真皮厚度减少更明显，中老年人的真皮厚度比年轻人减少约20%。

②皮肤的弹性和顺应性下降。皮肤中胶原纤维和弹力纤维的数量和性质是影响皮肤弹性和顺应性的重要因素。随着年龄增长，胶原纤维和弹力纤维的含量下降、排列紊乱，导致皮肤的弹性和顺应性下降，使得皮肤出现褶皱和皱纹（图2-11）。

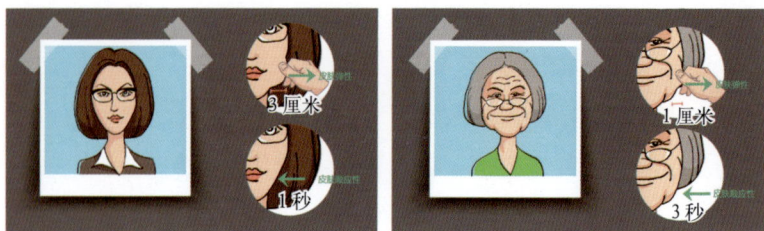

图2-11　老年人皮肤的弹性和顺应性下降

小贴士 >>>

皮肤的顺应性是指皮肤在外力作用下发生形状改变的难易程度。皮肤的弹性是指皮肤在外力作用下发生形状改变，当外力撤销后恢复原有形状的能力。

皮肤的弹性随着年龄增长逐渐降低，年轻人的皮肤能在施压后几分钟内完全恢复至原来状态，而老年人往往需要24小时以上。

③皮肤表皮与真皮连接减弱。随着年龄的增长，真皮乳头消失，乳头层毛细血管袢减少，表皮与真皮之间血液、养分、氧气交换减少。此外，表皮真皮连接处因"钉突"消失而变平，导致连接强度降低。因此，当皮肤受到剪切力作用时，皮肤断裂的概率增加，从而更易出现水疱或撕裂伤。

④皮肤变干。老年人汗腺逐渐变小，皮脂分泌减少，天然水分丢失增加，使皮肤更干燥。

总之，衰老的过程对皮肤产生了很多不利影响，引起皮肤变干、变薄、无弹性，容易受到外力损伤。

（2）皮下组织的改变：随着年龄的增长，不但皮肤变薄，皮下脂肪也逐渐减少，皮下组织变薄，在骨头与床之间的组织量减少，给下方骨质提供的缓冲能力减弱，这也是导致褥疮容易发生的原因之一。

2.营养状况 良好的营养对保持健康具有非常重要的作用（图2-12）。而长期卧床的患者往往存在非常明显的营养不良，这不但直接威胁患者的生命，也很容易导致褥疮的发生（图2-13）。

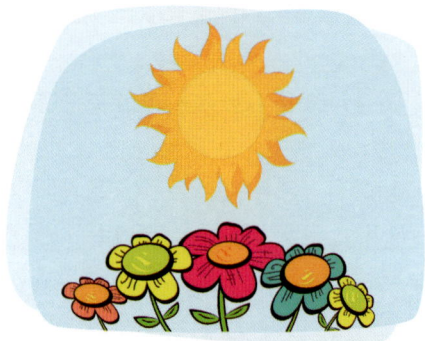

图 2-12　人体需要营养，就像花儿需要阳光

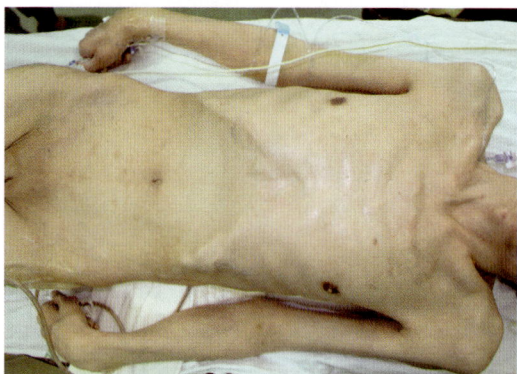

图 2-13　老年人营养不良

小贴士 >>>

　　患者营养不良的常见原因包括无法张嘴进食、无法吞咽、食物吃得少、蛋白质补充不够等。

　　(1) 营养不良的危害

　　①营养不良将会使肌肉和软组织萎缩、变薄，容易受损伤。

　　②营养不良使软组织变薄，骨性突出更明显，更容易损伤周围软组织。

③营养不良会影响胶原蛋白的生成，进而使组织强度下降，容易受压力、剪切力和摩擦力的损伤。

④营养不良时创面愈合困难，浅表的褥疮不易愈合，反而可能会逐渐加深。

（2）营养不良的判定：评估患者营养状况的指标有很多，最简便的方式是评估进食量和体重（图2-14）。如果患者进食量与卧床前相比没有明显降低，体重没有下降，体形没有明显消瘦，说明营养状况相对正常；如果进食量明显减少，体形消瘦，体重减低，则要考虑是否有营养不良。

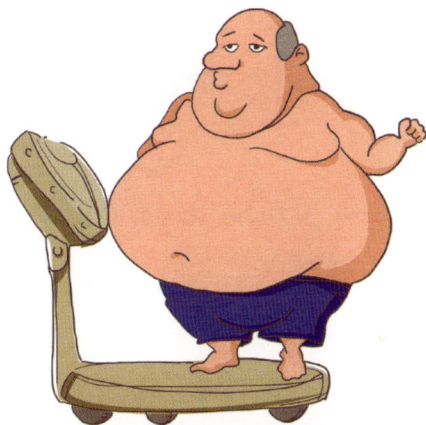

图2-14　体重是判断营养状况的最便捷指标

🎈 **小贴士 >>>**

体重显著降低（30天内体重下降≥5%，或180天内体重下降≥10%）提示患者有明显的营养不良。

营养状况评定还依赖于血清白蛋白、转铁蛋白等生化检查，这样更精确，所以患者应定期到医院做相关检查，根据检查结果，缺什么补什么。

（3）营养过剩也有危害：营养补充不是越多越好，卧床的患者由于活动量减少，当营养过剩时很容易出现肥胖。肥胖一方面会导致患者卧位或坐位时承受的压力增大；另一方面患者翻身、起立时难度增大，不利于变换体位；此外，肥胖还会增加发生心、脑血管疾病的风险（图2-15）。

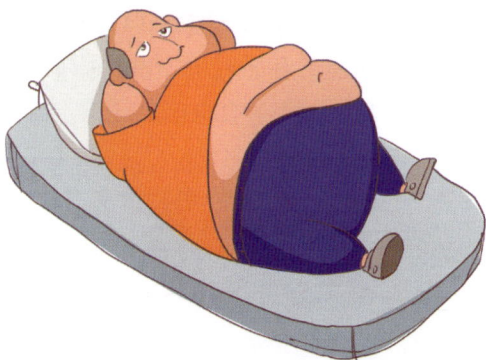

图2-15　营养过剩导致肥胖也是不好的

3.基础疾病

（1）脊髓损伤容易引起褥疮：最容易引起褥疮的基础疾病是脊髓损伤，如截瘫等，这些患者由于自主神经功能失调，会引起损伤平面以下皮肤等组织结构的改变（图2-16）。

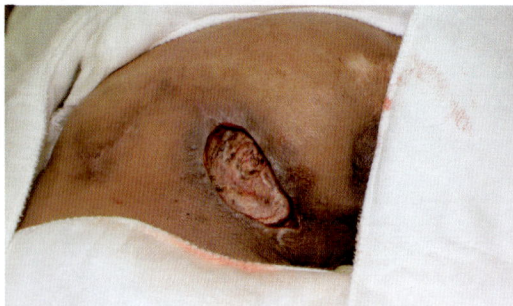

图2-16　截瘫患者长期坐位容易出现坐骨结节处褥疮

①营养成分进不来。损伤平面以下的表皮真皮交界处变平，皮肤毛细血管分布松散，动静脉出现分流，血液将流经"旁路"而不再是通向为组织提供营养的毛细血管，导致皮肤的氧气和营养供给减少，皮肤活性差。

②代谢废物出不去。损伤平面以下淋巴回流障碍，组织液交换不良，使皮肤等组织的代谢产物清除减少，影响组织功能。

③组织强度大降低。损伤平面以下皮肤胶原合成异常、降解增加，胶原蛋白结构不牢固，影响皮肤弹性和顺应性。

（2）糖尿病容易导致褥疮：糖尿病患者容易出现褥疮的原因在于以下几点。

①感觉不到痛。糖尿病会导致外周神经病变，远端肢体如足跟、足踝等处感觉功能减退，长时间受压也感觉不到疼痛，不能及时自行变化体位。

②养分不够用。糖尿病会导致外周神经和血管病变，导致远端肢体皮肤、软组织的血液、营养、氧气供给不足，组织耐受性下降，容易出现损伤。

③愈合很困难。众所周知，糖尿病患者创面愈合困难，这是由多种因素造成的。因此，当糖尿病患者出现表浅的褥疮时，如果处理不当，很容易加深恶化（图2-17）。

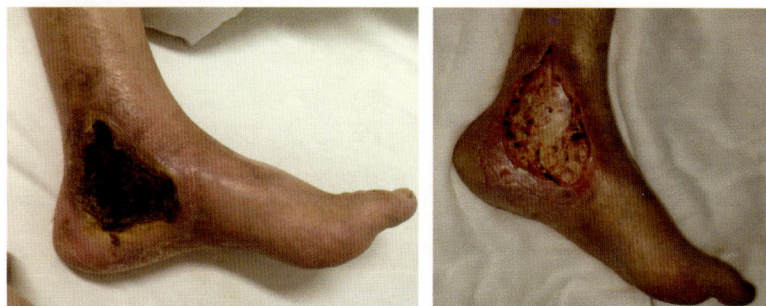

图2-17 糖尿病患者容易出现肢体远端褥疮

患者，女，72岁，2型糖尿病史多年，左膝关节活动障碍，左足内踝长期压迫出现褥疮。左图：左足内踝皮肤发黑、成痂，局部红肿。右图：清创后见左足内踝褥疮深达骨头、肌腱

4. 皮肤浸渍　皮肤浸渍是指皮肤长期暴露于潮湿的环境中，通俗地说就是皮肤被水（如大小便、汗液、创面渗出液等）泡了，其中最常见的原因是大小便失禁。

（1）什么是大小便失禁：首先，大小便失禁不是一种疾病，而是一种原因范围广泛的症状。

小便失禁也叫尿失禁，包括压力性尿失禁、急迫性尿失禁、溢出性尿失禁，老年妇女的压力性尿失禁和急迫性尿失禁较多见。

大便失禁常见于老年人和需要长期护理的患者，这种类型的失禁通常是由便秘和粪便嵌塞引起，也可能是因为盆底肌或肛门括约肌丧失功能。

通常患者发生小便失禁的频率比大便失禁的频率更高，而意识障碍、截瘫、老年痴呆等患者往往同时出现大小便失禁。

（2）大小便失禁对皮肤有哪些影响

①大小便失禁导致皮肤潮湿，皮肤抗拉强度降低；增加了皮肤的渗透性，引起皮肤水肿，皮肤屏障功能减弱；皮肤表面的摩擦力和剪切力增大。

小贴士 >>>
　　皮肤的抗破坏能力随相对湿度的增加而减少，直至相对湿度达 90%，此时的皮肤易因剪切力或摩擦力而发生损伤。

②大小便中含有的蛋白酶、脂肪酶、氨等物质可以直接刺激并损伤皮肤。

③大小便中的细菌和氨可提高皮肤的 pH 值（碱性程度增加），进一步增加蛋白酶和脂肪酶的有害活性。

小贴士 >>>

正常皮肤 pH 值约为 5.5（偏酸性），这样的 pH 值可以防止细菌生长并抑制消化酶。如果皮肤呈现碱性，水溶性刺激物的通透性就会增加，使皮肤易受损伤。

④大小便失禁患者发生接触性皮炎、外源性湿疹的风险加大。

小贴士 >>>

大小便失禁性皮炎是一种刺激性皮炎，可在过度潮湿、摩擦、细菌、酶活性增强情况下发生，这需要与褥疮的皮肤损伤区分开。

⑤大小便失禁患者皮肤屏障功能减弱，容易出现继发的细菌感染（图 2-18）。

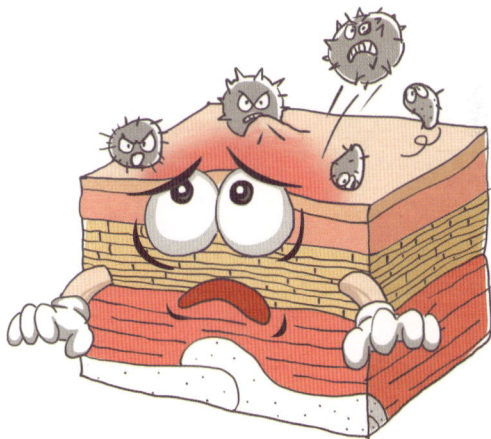

图 2-18 细菌感染损伤皮肤

（3）创面渗出液对皮肤有哪些影响

①创面渗出液中基质金属蛋白酶等组织破坏性酶数量和活性增加，损伤周围皮肤的结构，减弱皮肤的屏障功能。

②创面渗出液被周围皮肤角质层吸收，导致皮肤水肿，使皮肤发白、增厚、发硬，容易破损。

第三章 怎么预防和护理褥疮

一、树立预防的意识是首要的

褥疮的预防重于治疗，树立预防的意识是防治褥疮的首要任务。患者、家属及陪护人员必须充分认识到褥疮的危害性、预防的必要性并了解预防方法，这有助于从根本上降低褥疮的发生率，并提高患者治疗的积极性和生活质量。

小贴士 >>>

大多数褥疮是可以预防的，已经发生的褥疮也可以避免进一步加深，关键在于积极预防，正规护理。

值得注意的是，即使再好的预防和护理，也不可能彻底避免褥疮的形成。而一旦发生褥疮，不要过分自责或焦虑，应该正确对待，及时诊治，防止褥疮加重或感染扩散。

有了预防的意识，那么怎样判断患者发生褥疮的概率，应该针对哪些因素预防呢？这需要借助于相应的量表进行风险评估，最常用的量表是 Braden 量表，该量表已在世界各国医疗机构广泛应用。

Braden 褥疮危险因素评估量表

项　目	1分	2分	3分	4分
感知能力	完全受限	极度受限	轻度受限	没有损害
潮湿程度	持续潮湿	常常潮湿	偶尔潮湿	很少潮湿
活动能力	卧床	坐椅子	偶尔步行	经常步行
移动能力	完全受限	严重受限	轻度受限	不受限

续表

项　目	1分	2分	3分	4分
营养摄取	严重不足	可能不足	足够	非常好
摩擦力和剪切力	有问题	有潜在问题	不存在问题	

小贴士 >>>

　　褥疮风险评估量表是对患者发生褥疮的危险因素做定性、定量的综合分析，预测褥疮风险，从而有针对性地采取预防措施，降低褥疮的发生率。

　　1. 量表分值的意义　分值越少，褥疮发生的危险性越高：轻度危险（15～18分），中度危险（13～14分），高度危险（≤12分）。

　　2. 量表评分的标准

　　（1）感知能力：完全受限是指对疼痛刺激无反应。极度受限是指对疼痛有反应，但只能通过呻吟、烦躁不安表示，不能用语言表达不舒适；或者是身体一半以上的部位对疼痛或不适感觉障碍。轻度受限是指对其讲话有反应，但不是所有时间都能用语言表达不舒适，或者有1～2个肢体对疼痛或不适感觉障碍。没有损害是指对其讲话有反应，无感觉障碍。

　　（2）潮湿程度：持续潮湿是指每当移动患者或给患者翻身时，几乎总是看到皮肤被汗液、分泌物、尿液等浸湿。常常潮湿是指皮肤经常但不总是潮湿，床单至少每班更换1次。偶尔潮湿是指每天大约需要额外更换床单1次。很少潮湿是指皮肤通常是干的，床单按常规时间更换。

　　（3）活动能力：卧床是指限制在床上。坐椅子是指行走严重受限或不能行走，不能耐受自身的体重，必须借助椅子、轮椅活动。

偶尔步行是指白天在帮助或无须帮助的情况下偶尔走很短的一段路，大部分时间在床上或椅子上。经常步行是指每天至少 2 次在室外行走，白天清醒时至少每 2 小时在室内行走 1 次。

（4）移动能力：完全受限是指在没有人帮助的情况下，患者完全不能改变身体或四肢的位置。严重受限是指偶尔能轻微移动身体或四肢的位置，但不能独立完成经常的或显著的躯体位置变动。轻度受限是指能独立、经常、轻微地改变躯体和四肢的位置。不受限是指可独立完成经常性的体位变换。

（5）营养摄取：严重不足是指从来不能吃完一餐饭；很少能吃完所需食物的 1/3；每天吃 2 份或以下的蛋白质（肉或乳制品）；很少摄入液体；没有流质饮食；禁食或静脉输液＞ 5 天。可能不足是指很少吃完一餐饭；一般仅吃所需食物的 1/2；每天蛋白质摄入包括 3 份肉或乳制品；偶尔摄入较少量的流质或鼻饲饮食。足够是指可吃所需食物的 1/2 以上；每日摄入 4 份肉类或乳制品等蛋白质；通过鼻饲或肠外营养的能量能够满足大部分营养需求。非常好是指每餐均能吃完或基本吃完；从不拒绝进食；每天吃 4份或更多的肉类和乳制品；不需要其他食物补充。

（6）摩擦力和剪切力：有问题是指患者需要协助才能移动；移动患者时不能完全抬空以不碰到床单；患者坐床上或椅子上经常向下滑动；肌肉痉挛、挛缩或躁动不安产生摩擦力。有潜在问题是指患者躯体移动乏力，需要一些帮助；移动患者时，皮肤会一定程度地接触床单、椅子、约束带或其他设施；在床上或椅子上大部分时间能保持良好的体位，但偶尔向下滑动。不存在问题是指在床上或椅子里能够独立移动；移动时有足够的肌力完全抬举身体及肢体；在床上和椅子上都能保持良好的体位。

二、合适的床垫或坐垫是必要的

使用相应的减压设备可以预防褥疮，最常用的减压设备是床垫或坐垫。

🎈 **小贴士 >>>**

使用合适床垫或坐垫的最主要目的是合理分散外力，避免接触部位局部承受外力过大。

合适的床垫或坐垫还可以改善患者的舒适度、睡眠质量和健康状态。

1. 减压设备有哪些 目前，减压设备主要有两种（图 3-1）。

（1）静态减压设备：如泡沫床垫、纤维填充床、空气填充床、凝胶床垫等。这类设备通过增加接触面面积，最大程度降低接触面压强。

（2）动态减压设备：通过交替运动（使用可调节气囊，通过充气和放气来改变支撑面位置），使患者身体的着床部位不断变化，周期性地降低受压组织的压力，使该处组织的血供状态改善。

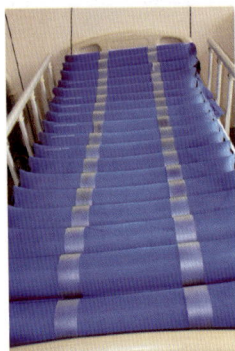

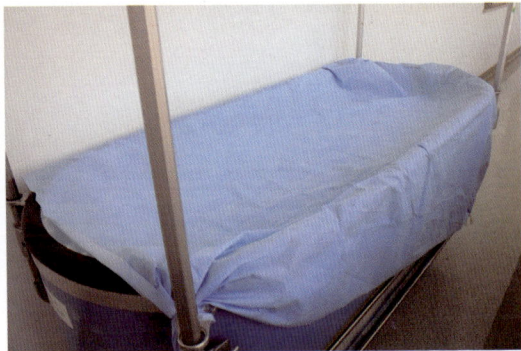

图 3-1 常用的静态减压设备和动态减压设备
左图：气垫床。右图：悬浮床

空气流动床（悬浮床）是动态减压设备的一种，其内部的陶瓷粉通过气流形成波浪，在床面和身体之间起中介作用，人躺在上面"悬浮"起来，可以不断改变支撑体重的部位。

自动减压坐垫（"智能"坐垫）能够检测受压持续时间，以及受压部位温度、湿度等微环境，并发出预警信息告诉患者应该及时变换体位。

具有多体位座位（倾斜型、斜倚型和直立型）的人力或动力性轮椅能够通过调节将负荷分散。

2. 如何选择减压设备 能够保证按时翻身的无褥疮患者，可以暂时使用普通床垫，但要保证足够的翻身频率。当患者存在褥疮或者因为生理原因不能进行翻身时，应考虑使用减压设备。

（1）选择减压设备时，可以考虑其是否有特殊的功能，如控制温度或湿度的能力。

（2）选择一种允许热能流通的坐垫，以尽可能降低臀部接触面的温度和湿度。

（3）选择一种可拉伸、透气、蓬松的覆盖于坐垫顶部且能够贴合身体轮廓的坐垫罩。

（4）对于脊髓损伤患者，坐垫还应符合以下特性：贴合身体形态、压力分散均匀、高陷入或可减压，可维护适当的姿势，保持身体稳定性。

（5）对于肥胖的患者，要选择一个型号、体重规格都合适的病床，要能够支撑起患者体重，床面必须足够宽，足以翻转患者而不会碰到床边的栏杆。

（6）对于肥胖的患者，使用足够宽敞牢靠的轮椅或座椅，以容纳患者腰身，承受患者体重。

（7）不稳定脊柱骨折患者不应该使用交替充气床垫。

（8）心脏情况不好的患者也要尽量避免使用交替充气床垫。

（9）双侧截肢的患者很难在柔软或移动的床面上保持平衡，对患者自主性不利，可选用适当的静态减压设备。

3.使用减压设备的注意事项

（1）静态减压设备必须符合身体的形状，从而使负载可分布在一个较大的面积，以此减少接触面压力。

（2）床垫、床罩必须与床架相配套。考虑床架对床垫的影响，实心的床架影响床垫的透气性，当有水汽凝结时可导致细菌滋生。

（3）床垫的表面材料和床垫填充物必须紧密结合，否则一旦出现吊床效应，会使床垫丧失减压的功能。

小贴士 >>>

减压设备中，患者皮肤与设备的泡沫、空气或凝胶之间的任何覆盖材料都会影响接触面压力，如果覆盖材料太紧太硬，那么就相当于在减压设备上放置一个吊床，阻止了静态减压设备的变形作用，也会影响动态减压设备的交替运动作用（图3-2）。

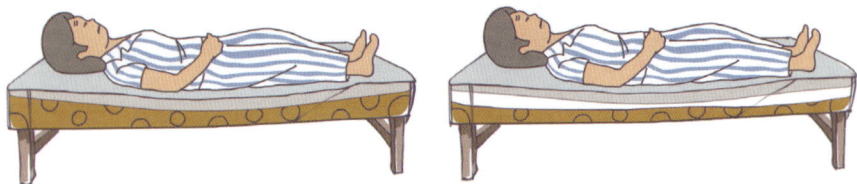

图3-2　床垫表面材料不合适可能形成"吊床效应"

（4）有些患者在开始使用气垫床时接受不了气垫床的声音，且瘦小的患者会感觉到自己被淹没在床垫中，这些均可能会影响睡眠。因此，应考虑到患者的感受及个体化需求。

（5）很多患者在开始使用交替充气设备时会感觉床面频繁移动，出现恶心、难以入睡的现象，一部分患者会很快适应，如最终难以适应可选用静态减压设备。

（6）坐位患者的衣服对坐垫减压作用的影响也较大。以牛仔服装为例，其不够舒服且在支撑部位通常会有厚厚的接缝和铆钉。因此，有弹性的运动服装要远远好于厚重材料的衣服。

（7）考虑穿着或垫用丝质面料，与棉质或棉类混纺面料相比，它的剪切力与摩擦力更小。

（8）考虑在经常受到摩擦力与剪切力影响的骨隆突处（如足跟、骶尾部)使用聚氨酯泡沫敷料预防褥疮。如果预防性敷料破损、移位、松动或过湿，必须及时更换。

（9）天然羊皮垫可能有助于预防褥疮。

（10）环状减压设备如橡胶垫圈不宜使用，因为这会更明显地压迫垫圈下方的组织，阻断流向创面的血流，反而不利于褥疮的预防（图 3-3）。

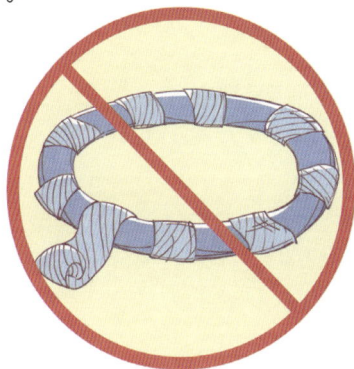

图 3-3　不建议使用环形减压设备

🎈 **小贴士 >>>**

　　使用环形减压垫圈是防治褥疮的传统经典方法，目前在门诊仍较多见，但是研究证实其不利于褥疮防治，需要大家及时改变观念。

（11）不要将加热装置（如热水瓶、加热垫、电热毯）直接放在皮肤表面或褥疮上。热会提高代谢率，导致出汗，并降低组织对压力的抵抗力。如果温度过高或接触时间过长，还会导致皮肤烫伤。

三、定时变换体位是非常重要的

定时变换体位是预防褥疮简便而有效的方法，通过规律变换体位，可以避免支撑身体的"压力点"处的皮肤长时间受压。如果体位变换足够频繁，则受压组织缺血缺氧的时间很短，形成褥疮的可能性大大降低。

1. 定时变换体位很重要　除非有禁忌证，否则对所有褥疮患者或有褥疮风险的患者应进行定时变换体位。

小贴士 >>>
对于因病情限制无法翻身的患者，如脊椎不稳定患者、血流动力学不稳定的患者，要注意评估并选择合适的床垫。

即使使用特殊的床垫等减压设备，患者也应该定时变换体位，这样可以在减少外力大小的同时，减少外力作用的时间。

翻身是最常用的变换体位的方式。

小贴士 >>>
为患者翻身或变换体位，有助于患者身体的舒适、清洁，以及维持肢体功能位，并让患者更有尊严。

2. 变换体位的频率应该是多少　以翻身为例，目前普遍认为患者应该至少每隔 2 小时进行一次翻身。

小贴士 >>>

翻身频率的历史可以追溯到第二次世界大战期间，一个医疗小分队中有两名战士负责为所有的伤员翻身，当他们为所有的伤员翻过身后，就再从头开始，翻一遍约需要2小时，因此每个患者的翻身频率都是2小时一次。虽然这个故事并没有事实依据，但表明人们很早就认识到定时翻身能够预防褥疮的发生（图3-4）。

有研究表明，每2小时翻身一次比8小时翻身一次能够明显降低褥疮发生的概率。

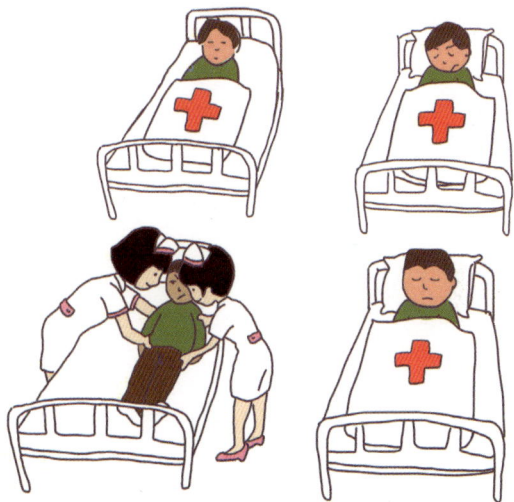

图3-4　翻身频率的历史可以追溯到第二次世界大战

针对每个患者而言，应根据患者的具体情况（皮肤、营养、基础疾病等）来确定合适的变换体位的频率。

小贴士 >>>

　　并不是每个患者体位变换的频率都是2小时一次的，相对皮肤条件差、营养不良的患者应适当提高变换体位的频率。

3.变换体位时的注意事项

　　（1）制定适宜的翻身计划。因为仰卧位时压力最分散，侧卧位时压力最集中，风险最高，所以适宜的翻身计划应该是仰卧位→左侧卧位→仰卧位→右侧卧位（图3-5）。

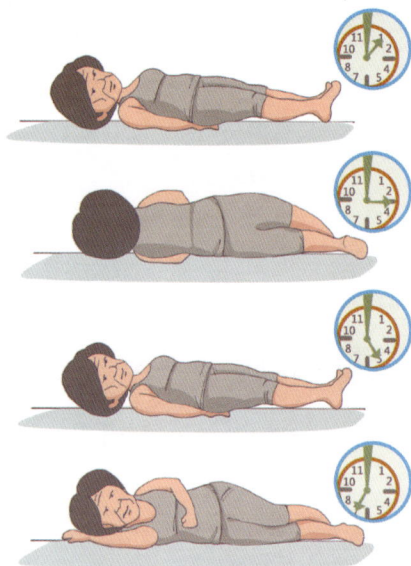

图3-5　适宜的翻身计划

　　（2）对于服用镇静药、机械通气或无法活动的老年人，要频繁调整头部位置，防止头部出现褥疮。

　　（3）对于危重患者，考虑进行缓慢、逐步（分小步骤）的翻身，这样有充足的缓冲时间来稳定血流动力学指标和氧合状态。

（4）对于无法耐受大幅度体位变动的患者，可考虑采用较为频繁的小幅度体位变动，这样也能在一定程度上变换受压部位，减少持续压迫时间。

（5）变换体位时要避免皮肤受摩擦力或剪切力的作用。

小贴士 >>>

在床上变换患者体位时，要多人抬举而不要单人拖动，因为拖动时会导致明显的摩擦力和剪切力（图3-6）。

在床上变换患者体位时，可以连同床单一起抬举患者，这样更方便（图3-7）。

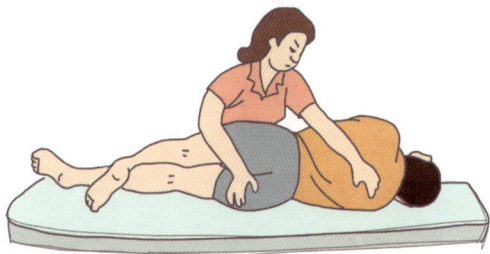

图3-6 单人拖动患者容易造成摩擦力和剪切力损伤

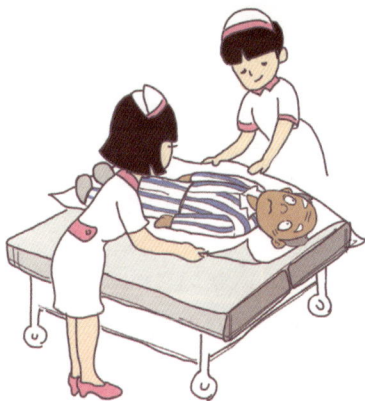

图3-7 双人使用床单抬动患者

（6）针对有一定活动能力的患者，教育其进行"缓解压力的身体抬举动作"或其他适当的缓解压力的练习，如双手按轮椅扶手使臀部稍离开坐垫（图3-8）。

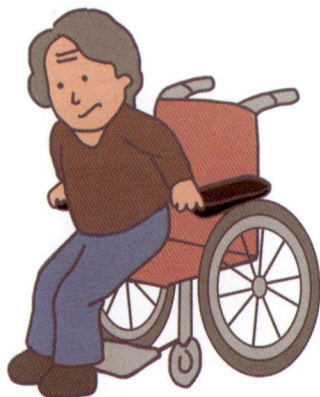

图3-8　患者要学会适当自我缓解压力

四、合理的体位是非常关键的

患者体位不同，接触面大小也不同，当接触面较大时，可分散躯体的压力，降低压强，而且体位不同，支撑体重的组织厚度和压缩性也不同，因此合理的体位是非常关键的。

1. 卧位时如何选择体位

（1）仰卧位：仰卧位和30°半卧位时压力最分散，局部压力最低，因此褥疮的发病风险也最小。30°半卧位就是头和脚抬高30°左右（图3-9）。

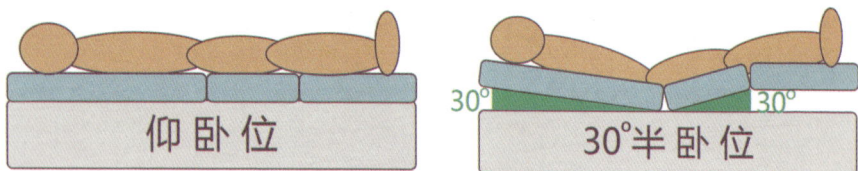

图3-9　仰卧位和30°半卧位

（2）侧卧位：30°侧卧位是压力最小的侧卧位。在这种体位下，接触平面在骨盆水平，比 90°侧卧位接触面积大，而且接触面的组织较厚，可以很好地分散压力。

小贴士 >>>

标准的 30°侧卧位是患者后背用垫子支撑成 30°，位于下方的下肢髋关节和膝关节轻度弯曲，位于上方的下肢髋关节 30°弯曲，膝关节 35°弯曲（图 3-10）。

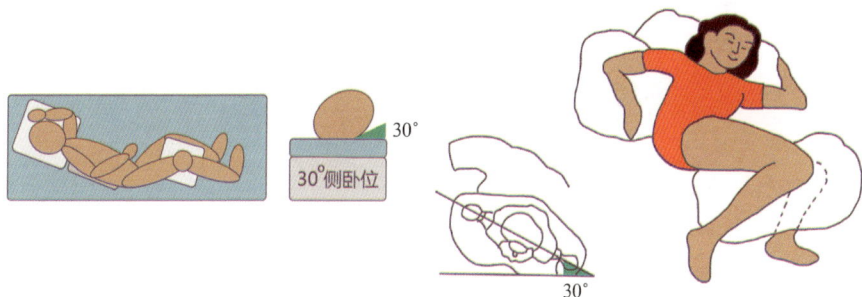

图 3-10　30°侧卧位

（3）俯卧位：俯卧位时，压力较低，大致相当于半卧位时的压力。如果患者身体条件允许，可以酌情选用这个体位（图 3-11）。

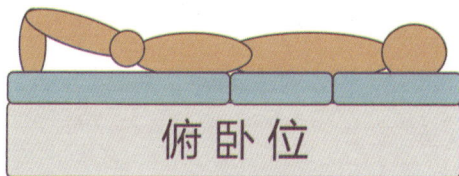

图 3-11　俯卧位

俯卧位时要选择合适的床垫，如果床垫较硬会影响舒适度。

俯卧位可以结合腹侧 30°侧卧位，肋骨下放一个小垫子，髋关节的骨性突出部位可以放一个减轻压力的装置。

小贴士 >>>

骶尾部褥疮的患者在术后常使用俯卧位来避免术区受压。

呈俯卧体位时，要使用软垫垫起面部和身体的各个受压点（如头部、肩部、胸部、膝部、足背等）。每次翻身时，检查这些受压点有无褥疮迹象。

（4）坐卧位：坐卧位时，头部抬得越高，接触面越小，压力越大。90°垂直坐卧位时的压力最大，褥疮的发病风险很高（图 3-12）。

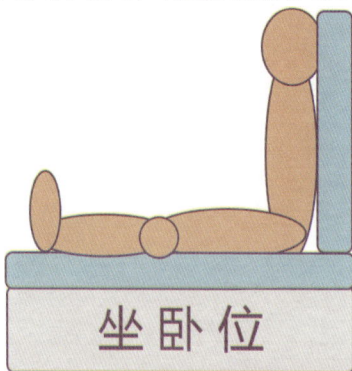

坐卧位

图 3-12　90°坐卧位

小贴士 >>>

对于卧床患者，将床头抬高角度限制于 30°内。

有时为了帮助呼吸，防治误吸或呼吸机相关性肺炎，需要抬高床头，这是必要的治疗措施，这种情况下，推荐采用半坐卧体位。

2. 卧位时足跟的摆放很重要　卧位时足跟容易出现褥疮，应确保足跟不要与床面接触。使用托起装置来抬高足跟，完全解除足跟部的压力，形成所谓的"漂浮的足跟"。

最理想的摆放足跟的方式是使用泡沫垫或枕头沿小腿全长分散整个腿部的重量,膝关节应呈轻度（5°～10°）屈曲（图3-13）。

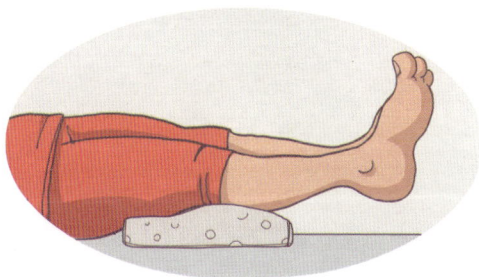

图 3-13　使用泡沫垫分散整个腿部的重量

小贴士 >>>

抬高足跟时要避免跟腱部位受压。

抬高足跟时，如果膝关节完全伸直可能导致腘静脉的阻塞，这会诱发患者发生深静脉血栓，膝关节应适度屈曲。

不要使用合成羊皮垫、纸板、环形或圈形器械、静脉输液袋、充水手套等器物来抬高足跟。

3. 坐位时如何选择体位　在同等情况下，坐轮椅的患者比卧床患者更易发生褥疮，这是因为坐位时的压力要远远高于仰卧位时的压力，而且患者往往坐的时间比较长。

小贴士 >>>

当采取坐位时，变换体位的频率要高于仰卧位。

（1）压力最小、风险最低的坐姿是腿部使用小凳支撑向后倒的姿势。这种坐姿接触面最大，压力最低，缺点是患者很难自己站起来，需要他人的帮助（图3-14）。

（2）座椅向后倾斜，腿垂直放在地面或支撑物上，这种坐姿压力也较小（图 3-15）。

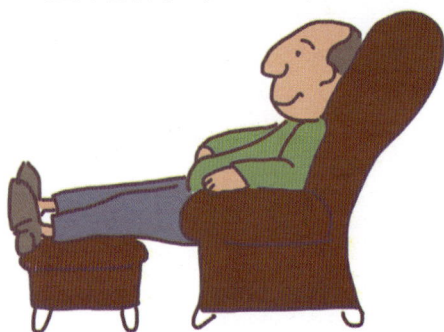

图 3-14　腿部支撑向后倒的坐姿

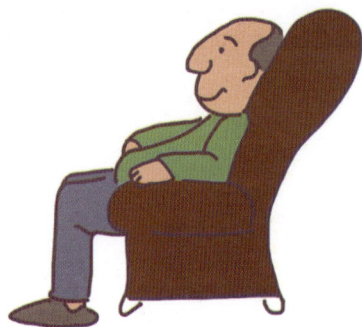

图 3-15　腿垂直放在地面的坐姿

患者向后倾斜坐时，向下滑落或下沉可以造成压力大幅增加，应保证座位有足够的倾斜度，同时调整踏板和扶手，以维持合适的姿势。

小贴士 >>>

坐位时，要确保患者双足得到合适的支撑，或直接放在地上、脚凳或踏板上。

若患者的脚无法直接放在地上，应调整踏板或脚凳高度，将大腿放置在略低于水平位的位置，使骨盆前倾。同时避免脚凳过高，否则将会把骨盆牵拉到骶部坐姿，使尾骨或骶骨压力加大。

坐位时还要避免身体某一侧下沉或下滑。

（3）垂直坐在椅子上时压力最高。当患者采取这种坐姿时，坐骨部位承受着巨大压力。

小贴士 >>>

避免让有坐骨部位褥疮的患者保持 90°坐卧位或坐位 (在椅子上或床上)。

如骶尾部或坐骨结节有褥疮的患者有必要坐在椅子上，要把坐姿次数限制在每天 3 次，每次最多 60 分钟。

(4) 坐位对于促进进食、呼吸及患者康复都很重要，但应尽一切努力避免或尽可能降低溃疡处所受压力。

坐位的患者如果患有褥疮，应考虑在一定时间内卧床休息，以促进坐骨和骶骨部位溃疡的愈合。

变换体位的方式还包括让患者短暂站立，这样可以恢复受压组织的血供。

4. 合理体位摆放的其他注意事项

(1) 摆放患者体位时，尽量避免使红斑区域受压。

(2) 不要使褥疮直接受压。

(3) 不要使皮肤完整但疑似有深部组织损伤的区域直接受压。

(4) 不要将有损伤的体表位置作为着力点。

(5) 避免将患者直接放置在医疗器械上，如管路、引流设备或其他异物等，如果确实难以避开，需要使用棉垫等器物隔离。

(6) 不要让患者坐在马桶或便盆上的时间过长。

(7) 只要患者能耐受，就尽可能地加强肢体活动。

小贴士 >>>

卧床患者一旦能够耐受，就应尽快开始采取坐位并走动。走动有助于降低因长期卧床使患者临床情况恶化的程度。

五、皮肤护理是要长期坚持的

预防和管理大小便失禁是皮肤护理工作的重点。

1. 对大小便失禁的原因进行针对性分析并治疗，并在适当的时候对大小便失禁患者进行训练。

小贴士 >>>

一部分患者（如脊髓损伤）可以通过后期规范的康复治疗恢复自主排便能力。

小便失禁的患者可以通过插尿管、膀胱造瘘来管理小便。

小贴士 >>>

插尿管时要注意选择合适的型号，尿管太细，小便会沿着尿管流出，还会引起皮肤浸渍。太粗的尿管会引起尿道损伤。

大便失禁的患者可以通过结肠造瘘来控制排便（图 3-16）。

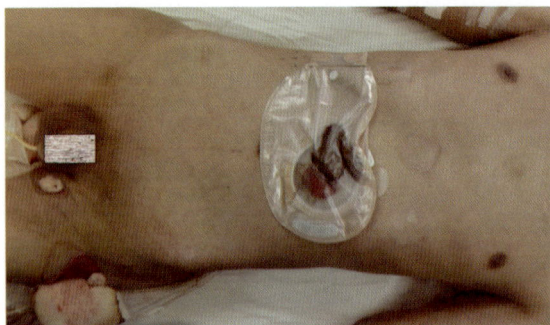

图 3-16　使用尿管和肠造瘘来管理大小便

大便失禁的患者如果合并便秘，可使用甘油灌肠剂等辅助排便，并养成按时排便的习惯。

2. 大小便失禁患者的皮肤护理首先是要保证皮肤清洁。当大小便失禁后，护理人员要及时进行清洁工作，清除残留在皮肤上的排泄物（图 3-17）。

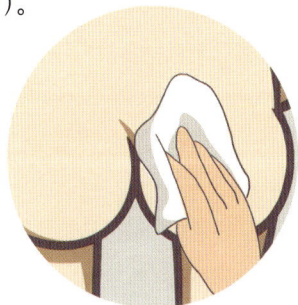

图 3-17　残留在皮肤上的排泄物要及时清理

小贴士 >>>

及时清除排泄物能够避免有害物质对皮肤的损伤，还能够清除异味，让患者感到舒适。

清除排泄物后可以使用清水、中性清洁剂清洁皮肤。

小贴士 >>>

应避免频繁地清洗皮肤，即使是使用清水，也会使皮肤耐受性下降，更容易受损。

避免清洁用水或洗澡水温度过高。

不建议使用肥皂清洁皮肤。

小贴士 >>>

碱性肥皂会提高皮肤的 pH 值，减少皮肤角质层厚度，乳化并清除皮肤脂质保护层，影响皮肤保护功能，并导致皮肤干燥。

3. 大小便失禁患者的皮肤护理还包括必要的皮肤保养，以保持皮肤滋润。

应尽量避免皮肤干燥，保持一个低湿度环境。为预防皮肤干燥和开裂，应该适量使用保湿乳液。

皮肤长时间暴露在潮湿环境中时，要使用吸水的护垫、内裤保护皮肤，并使皮肤每隔一段时间暴露在空气中，以防止水分和热能的积累。

专门针对失禁患者的护肤品具有防潮和防刺激的功能，可以为皮肤提供更好的防护。

小贴士 >>>
皮肤保护剂可减少失禁性皮炎和Ⅰ期褥疮的发病率，降低护理成本并节约时间。

不可按摩或用力擦洗有褥疮风险的皮肤。

小贴士 >>>
按摩皮肤会形成剪切力，进而增加褥疮发生或加重的风险（图3-18）。

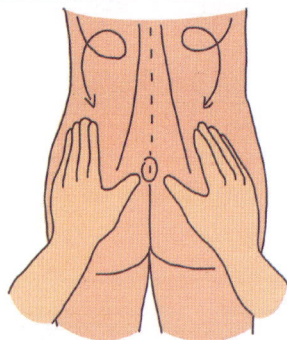

图3-18 按摩皮肤可能会增加褥疮发生的风险

小贴士 >>>

对于脊髓损伤患者，考虑在有褥疮形成风险的部位使用电刺激。电刺激可以诱发间歇性强制肌肉收缩，降低身体的风险部位出现褥疮的概率。

4. 要加强创面渗出液和创面周围皮肤的护理。处理创面渗出液的原则是保持创面周围的水平衡，防止渗出液损害创面周围皮肤。可以选用适当的敷料来吸收创面渗出液，并及时更换。

小贴士 >>>

创面周围存在炎症的患者应避免使用边缘带胶的敷料，因为揭掉敷料时可能会撕脱表皮层，或使表皮和真皮分离。

专门的皮肤保护剂可在皮肤表面形成保护膜，防止创面渗出液对周围皮肤的损伤。

创面周围皮肤受到浸渍或发炎时可能会出现红斑，并伴有疼痛、瘙痒或有烧灼感，应按医嘱使用相应的药物治疗。

创面渗出液异味明显时，可以通过定期清洗、应用活性炭敷料来帮助控制异味；同时可使用外部异味吸收剂或室内异味屏障剂。

六、营养不良是要及时纠正的

维持和改善患者的营养状况，不仅可以维持组织完整性，同时还为损伤组织修复提供必要的营养物质，从而提高组织耐受外力的能力。

体重是评估患者营养状况最简便直观的指标。体重显著降低

（30天内体重下降≥5%，或180天内体重下降≥10%）提示患者有明显的营养不良。

应随时关注患者独立进食的能力。

🎈 **小贴士 >>>**

如果患者意识不清、吞咽功能差，需根据医生建议，及时插胃管行鼻饲治疗。家属可以通过胃管喂食水、营养液、磨碎的食物。胃管是必要的进食通道，相对痛苦较小（图3-19）。

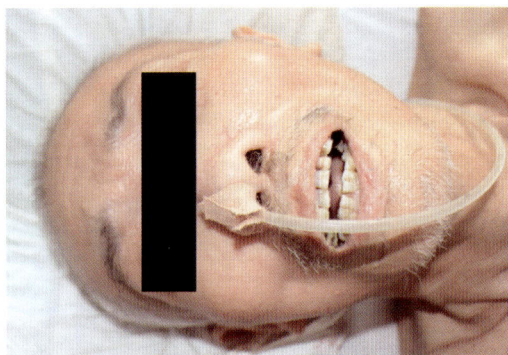

图 3-19　进食困难的患者可使用鼻饲治疗

首先，要关注患者的水分摄入是否充足。

🎈 **小贴士 >>>**

患者由于出汗、发热、腹泻、呼吸道感染等原因往往导致脱水，应注意及时补充水分。

其次，要随时关注患者总的营养摄入是否充足。

小贴士 >>>

患者的营养摄入首先是能量摄入，也就是说吃的东西总体够不够；其次是蛋白质摄入，也就是说吃的东西够多了，但蛋白质吃得够不够。

患者的能量摄入应根据其基础状况和活动能力由医师个性化制定。如果常规饮食摄取的能量无法满足营养需求，则应在两餐之间提供强化食品和（或）高能量、高蛋白口服营养补充食品。当经口摄入食物不足时，考虑经胃管或静脉输液营养支持。

常有患者家属询问患者能否食用蛋白粉。一般情况下，没有特殊禁忌（如尿毒症）的患者都可以适量食用蛋白粉，但是具体的种类、数量和食用注意事项最好遵循专科医师的意见。

最后，患者要摄入富含维生素与矿物质的平衡膳食。对肥胖患者进行综合性营养评估，制定体重控制计划。

小贴士 >>>

肥胖患者往往有皮肤皱褶，可能因潮湿、压迫、摩擦等原因出现局部破损，应定期进行检查。

第四章 褥疮的治疗

一、褥疮要早发现，早诊断，早治疗

（一）褥疮很好治疗吗

长期卧床的患者如果皮肤反复受压、摩擦，发生褥疮的概率就会很高，总是感觉一不小心，就压坏了一块皮肤。虽然很懊悔，但是由于发现及时，伤口表浅，往往局部刻意保护一下，再随便去药店买点外用药每天涂抹，过一段时间就好了。许多长期卧床的患者由此也容易产生麻痹心理，觉得见怪不怪了，即使多次发生，也凭自己以往的经验来处理并相信短时间内就会愈合。但事实上，这种想法非常危险。

（二）褥疮治疗是很专业的事情

一些表浅的褥疮，如果发现及时，注意防护，避免加深，同时外用一些抗炎、促愈合的药物，伤口愈合并不难。

> 小贴士 >>>
> 表浅的褥疮简单消毒处理即可缓慢愈合，有时即使不使用任何药物也能愈合，只是时间较长，这很容易让人产生麻痹思想，误认为褥疮很好治疗。

但是对于一些反复发生褥疮的部位，伤口愈合后局部会有广泛的瘢痕形成，伤口周围皮肤的再生能力就会不断下降，可以说同一个部位复发的褥疮，伤口愈合能力是每况愈下的，更何况随着年龄的增长和全身脏器功能的不断衰退，人体的自身修复能力也会大不如前。

在临床诊疗中发现，绝大部分褥疮患者或家属对褥疮这种特殊类型的慢性伤口，还是缺乏足够的认识，难以做出准确的判断，有的把已经深达肌肉的伤口误判为浅度褥疮，有时很浅的伤口又会因治疗、护理不当导致伤口加深，错过最佳治疗时机。

小贴士 >>>

很多人在药店购买或来医院求购"褥疮膏"之类的药物，但是，由于褥疮创面治疗需要消毒、抗炎、促进愈合等多种药物的综合使用，一种药物很难具有上述所有功能，所以选择时还需要慎重（图4-1）。

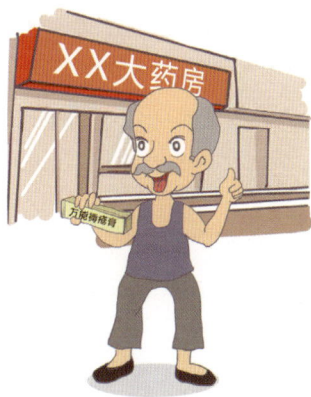

图4-1 从来就没有什么万能药

门诊常常见到一些家庭是在自行治疗失败、伤口情况恶化甚至出现严重感染之后，才惊慌地送患者去医院就诊，使本来很短的时间内就可以治愈的伤口，变成一个耗时费力、花费不菲的治疗过程，给患者本人和家庭都造成很大的痛苦和负担。

小贴士 >>>

褥疮的预防是关键的第一步，一旦出现褥疮，早期发现和早期正规治疗是关键的第二步，万万不能麻痹大意。

如何能够早期发现褥疮，第一时间做出正确的诊断，制定合适的治疗和护理方案，使褥疮患者少花钱、少遭罪、少走弯路、尽早愈合，减轻整个家庭的精神和财力负担，就是我们在这一章要介绍的知识。

（三）如何初步判断褥疮的深度

褥疮的分期或分级诊断，需要由有经验的专科医生来完成，但是褥疮患者或家属也应该掌握一些关于褥疮深度的初步判断常识，这样有助于正确认识病情，及时采取正确的措施，避免延误诊治。

1. 褥疮的专业分级　目前从专业角度讲，褥疮主要分为四期和两个特殊的类别。

（1）Ⅰ期褥疮：皮肤完整，出现压之不变白的红斑（图4-2）。

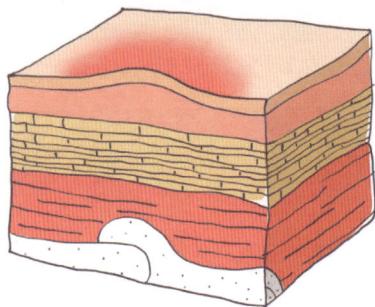

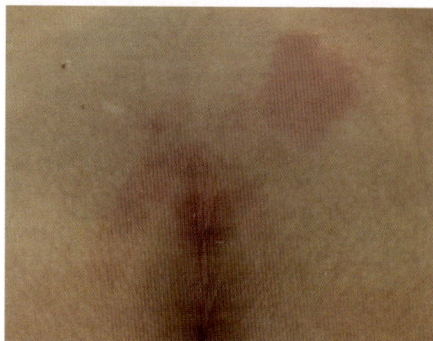

图4-2　Ⅰ期褥疮

（2）Ⅱ期褥疮：部分皮层缺损，表现为浅表开放性的溃疡，创基潮红，也可表现为完整的或破损的浆液性水疱（图4-3）。

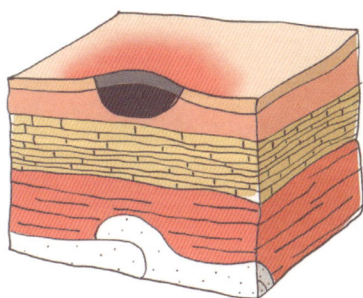

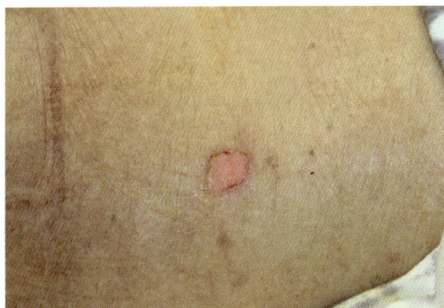

图4-3 Ⅱ期褥疮

（3）Ⅲ期褥疮：全层皮肤缺损，可见皮下脂肪，但骨、肌腱、肌肉未外露；可伴有窦道或潜行腔隙（图4-4）。

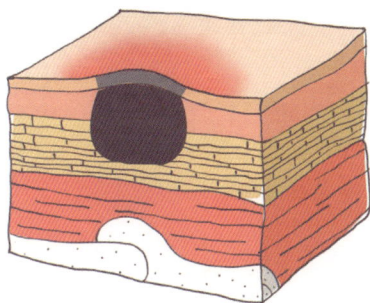

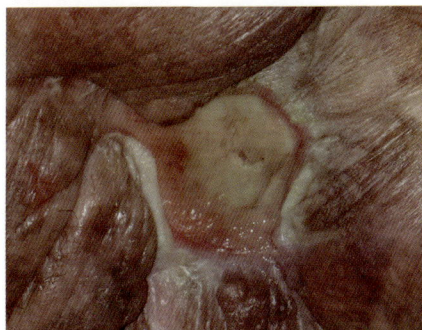

图4-4 Ⅲ期褥疮

（4）Ⅳ期褥疮：皮肤、皮下软组织全层缺损，可伴有骨、肌腱或肌肉外露；通常伴有窦道或潜行腔隙（图4-5）。

（5）不可分期的褥疮：深度未知，皮肤、皮下软组织全层缺损，创面覆盖有坏死组织和（或）焦痂，无法判断实际深度（图4-6）。

（6）可疑深部组织褥疮：深度未知，皮肤完整，局部呈现紫色或栗色，或者出现充血的水疱（图4-7）。

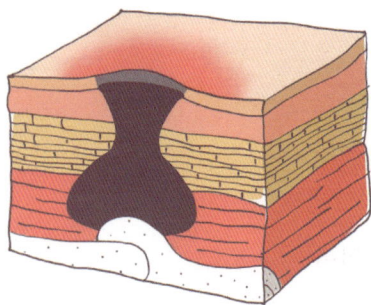

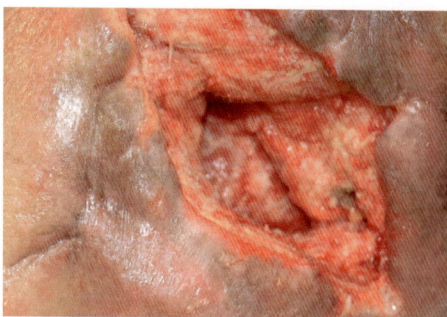

图 4-5　Ⅳ期褥疮

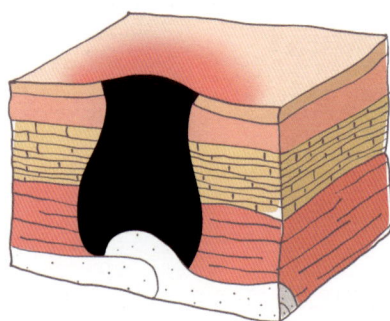

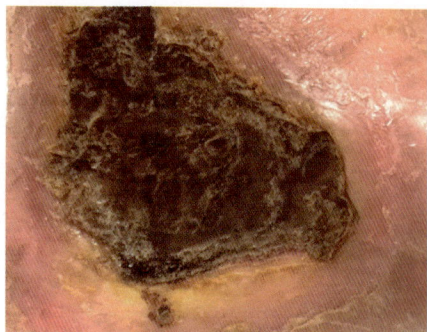

图 4-6　不可分期的褥疮

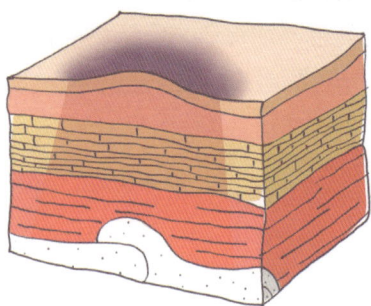

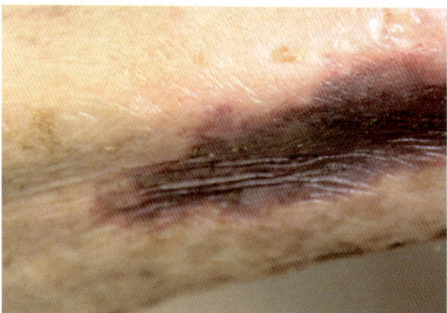

图 4-7　可疑深部组织褥疮

2. 判断褥疮的深度很重要 褥疮总是发生于身体受压一侧骨突出部位的皮肤，如果是由于没有按时翻身而新出现一处褥疮，范围往往并不会很大，常见的红斑或破溃范围直径一般不会超过10厘米。相对于褥疮的大小来说，深度往往是医生更为关心的问题，因为深度决定了褥疮的诊断分级、病程的长短、是否能够换药愈合、是否需要外科手术等一系列问题。

小贴士 >>>

褥疮分期的评判主要取决于褥疮的深度，这也是决定治疗难度和治疗方法的主要依据。

3. 如何来大体判断一处褥疮的深度 褥疮患者大多是由于截瘫等原因长期卧床的，因为感觉障碍，经常是发生了褥疮而不自知，所以褥疮伤口往往由陪护的人员首先发现。发现时，外观的变化正是我们判断褥疮深度首要的一点。

（1）皮肤的颜色：首先，我们要注意受压部位皮肤的颜色，这对于那些早期并没有出现表皮破溃的褥疮来说尤其重要。因过久压力而损伤的皮肤，由于不同层面的充血或淤血，可能会出现多种多样的颜色改变，如粉红色、暗红色、红褐色、紫红色、青紫色、黑色或者没有血液灌注的白色等（图4-8）。

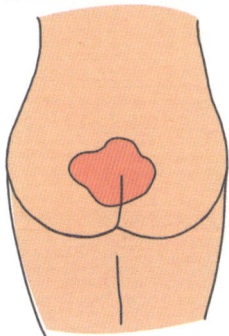

图4-8 骶尾部皮肤充血出现红斑

一般来说，如果受压的皮肤看起来像是没有血液灌注的苍白色，即使翻过身来不再受压了，这块皮肤也没有恢复正常色泽，那么这往往代表着皮肤全层的坏死，用不了几天苍白的区域就会变成完全黑色的干性痂皮（图4-9）。

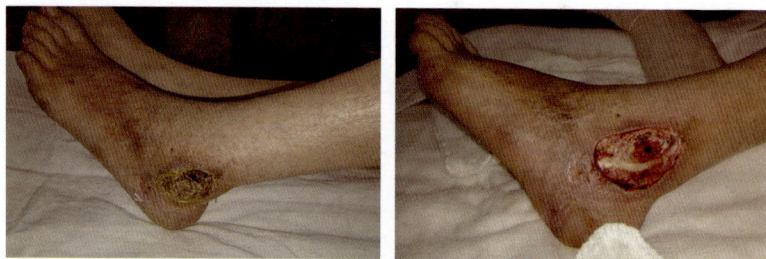

图 4-9 黑色痂皮往往提示深度的褥疮

患者，女，72岁，因左膝关节活动障碍，左足外踝长期压迫后出现褥疮。左图：左足外踝局部黑色痂皮形成。右图：清创后见左足外踝褥疮深达肌腱

除此之外，皮肤受压后的充血表现，往往颜色越浅，代表着皮肤损伤的层次越浅，颜色越深，代表着皮肤损伤的层次越深。

粉红色是短时间受压的表现，停止受压后，一般半小时后就会褪去；黑色是皮肤和皮下脂肪层同时坏死形成的厚厚的痂皮，遇到这样颜色的伤口，千万不要心存侥幸地期望它会像上肢皮肤擦伤后结的痂一样脱痂就能愈合；而看到受压部位的皮肤出现暗红色、红褐色、紫红色、青紫色的颜色改变时，就需要着手进行进一步的检查了。

🎈 **小贴士 >>>**

对于皮肤颜色比较深的患者而言，判断皮肤颜色的变化比较困难，这就需要通过其他方面判断，如下文所说的质地改变等。

　　判断受压的皮肤是临时性的充血，还是发生了不可逆转的损伤，可以用按压观察法做初步判断：用手指轻轻按住受压后变红的皮肤，持续3秒后松手，观察刚才手指压迫的区域充血的红色是否褪去，松手后是否又如潮水般重新恢复了红色。

　　如果发红色皮肤按压后变白，那么非常幸运，这只是临时性的充血而已，避免继续受压，很快就会恢复，不至于发生褥疮（图4-10）。

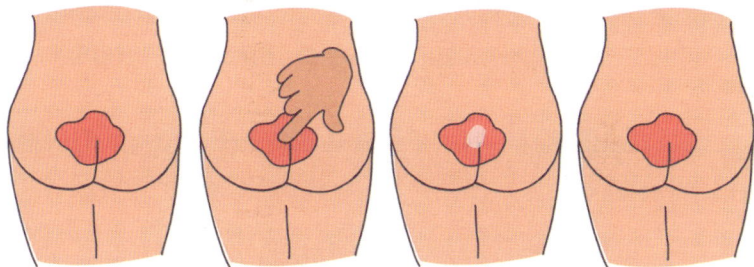

图4-10　指压反应提示局部皮肤临时充血

左一图：骶尾部受压后出现红斑。左二图：陪护人员用食指按压红斑区。左三图：手指按压的红斑区域变白。左四图：手指撤去后局部再次充血。

　　如果松手后，发现受压区域皮肤的红色（也可能是暗红色、红褐色、紫红色）不会随着手指的压迫而褪色，那么说明皮肤已经发生了实质性损伤，换句话说，褥疮已经发生了，对它的深度和严重程度还需要做进一步的判断。

🎈 **小贴士 >>>**

　　这种检查专业上称为指压变白反应，可以使用指压法或透明压板法。前者是将一根手指压在红斑区域3秒，移开手指后，评估皮肤变白情况；后者是使用一个透明压板压迫红斑区域，受压期间可以直接通过透明的压板观察皮肤是否变白（图4-11）。

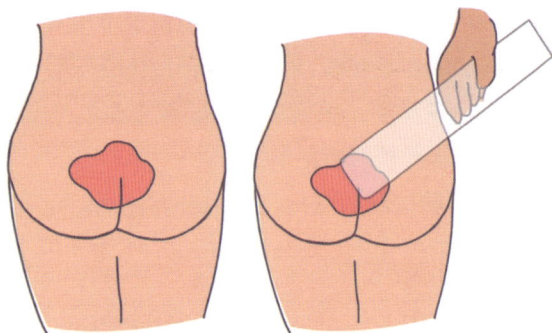

图 4-11　使用透明板压迫，红斑未变白，提示局部为 I 度褥疮

（2）皮肤的质地：第二步检查是观察受压部位皮肤的质地。通过手的触摸和按压，感受一下这块颜色已经改变了的皮肤，与周围看起来正常的皮肤相比，在温度、柔软度、弹性等方面有什么不同。

小贴士 >>>
　　皮肤质地的一个突出改变是皮肤下面触及硬结，这往往是深部组织出现病变的表现。

（3）皮肤的温度：第三步是感觉受压部位皮肤温度的改变。用手轻轻触摸受压的皮肤，如果感到皮肤温度高于周围的正常皮肤，则提示局部产生了炎症反应。遇到这种情况，需要家属或陪护进行连续的动态观察。如果受伤部位的皮肤温度持续高于周围，甚至逐渐加重，往往意味着受压部位的深部组织也出现了损伤。

小贴士 >>>
　　对于伴有全身发热症状的患者，受压部位的皮温升高可能很难觉察，需要通过其他观察判定。

（4）皮肤的肿胀程度：第四步是观察受压部位有无明显的肿胀或脓液积聚。已经受到压力损伤，因为缺血而坏死的皮肤和皮下的脂肪、肌肉，会受到身体正常细胞的排斥，也会因为细菌的感染而腐烂。这会刺激受压部位出现明显的局部肿胀。此外，坏死的组织会液化成脓液，并积聚在皮肤下方，当用手去触摸时，会感到明显的波动感（图 4-12）。

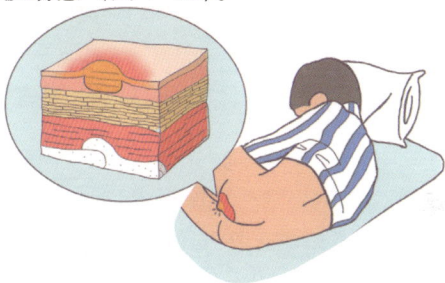

图 4-12　脓液积聚形成脓肿，局部肿胀，触之有波动感

小贴士 >>>

波动感是指用手去触碰皮肤时，能感受到下方如水囊一般，有液体在其中晃动，这是皮下积脓的一个重要标志。

（5）褥疮的基底：皮肤表面的黑痂和下面的坏死组织不会长期停留在身体表面，皮下的脓液也会越积越多。最终，坏死组织脱落、皮肤出现破溃、脓液流出，这时褥疮深度的判断就比较直观了。我们在消毒伤口的时候，既可以通过肉眼观察到伤口的底部，也可以用棉签探触到伤口的最深处。

小贴士 >>>

很多时候褥疮的创面是口小底大的"烧瓶状"，在基底部可以探到明显的空腔、通向更深处的窦道，这些地方损伤比较深，也容易"藏污纳垢"，在检查时一定要多加注意(图4-13)。

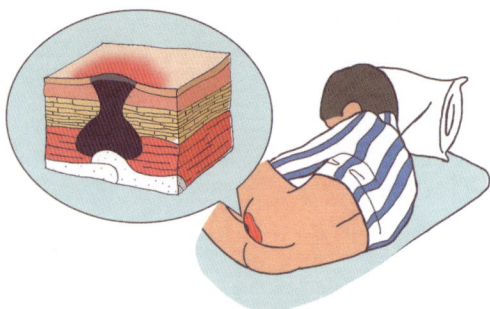

图 4-13　褥疮往往表现为口小底大的"烧瓶状"

（四）要持续观察受压皮肤的动态变化

皮肤从受压到形成褥疮，是一个从无到有、从轻到重的过程，其外观常常有一个动态变化的过程，注意观察这个变化过程，有助于我们判断病情的进展，并适时采取相应的治疗措施。

🎈 **小贴士 >>>**

每次翻身时都要注意检查受压部位皮肤的改变。已经发生褥疮、皮肤水肿的患者要增加皮肤检查的频次。

皮肤的外观主要包括色泽和质地。在受压后早期，由于皮下的毛细血管栓塞、破裂，皮肤往往呈现充血或淤血的外观表现，肉眼观察可见皮肤表面明显的暗红色改变，此时皮肤的质地还没有出现变化。

随着时间的延长，由于缺乏血液供应，暗红色区域的皮肤开始脱水，颜色逐渐加深，皮肤质地变硬，最终转变为黑色的痂皮。

一旦黑色的痂皮形成，如果伤口周围不是非常潮湿，那么黑色的干痂可能会维持很长时间，有时会长达一两个月之久。但是由于机体对坏死组织的排斥反应，黑痂终将逐渐溶解脱落，暴露出痂皮深部的受压液化的脂肪或肌肉组织。

小贴士 >>>

动态观察受压皮肤的变化，能尽早发现新出现的褥疮，尽早采取防治措施。

在治疗褥疮时，创面也会有一个从坏到好的变化过程，动态观察皮肤和创面的变化，也是评估预防和治疗效果的一个重要方式。

（五）哪些褥疮是可以在家中处理的

1. 不建议在家中自行处理褥疮　其实，褥疮作为一种特殊类型的慢性伤口，即使是很多大型正规医院的外科医生处理起来都感到棘手，需要转诊到创面修复专科去治疗，所以褥疮患者想在家中自行处理，不但有一定难度，也有处理不当导致伤口加深、扩大甚至出现严重感染的风险。所以，一般情况下，不建议褥疮患者在家中自行换药治疗。

2. 在家中自行处理褥疮是考虑到实际困难　褥疮患者是一个特殊的群体，有些是因为截瘫无法活动，有些是因为心、脑血管疾病长期卧床，也有一些是因为骨折等急性外伤而突然变成卧床制动的状态，他们的共同特点是无法自主活动，背臀部成为支撑体重的受力点。

由于无法自主活动，因此一旦发生褥疮，影响患者及时去医院进行规范治疗的最大因素，往往不是对褥疮的认识，也不是对医疗费用的担忧，而是将患者运送到医院的过程。将一个长期卧床的老年患者搬运下楼，用汽车送至医院，再搬运进门诊换药室，常需要几个成年人的共同努力，对于那些需要每隔一天就到创面修复门诊换药一次的褥疮患者家庭来说，这个治疗过程无疑是一个巨大的负担（图 4-14）。

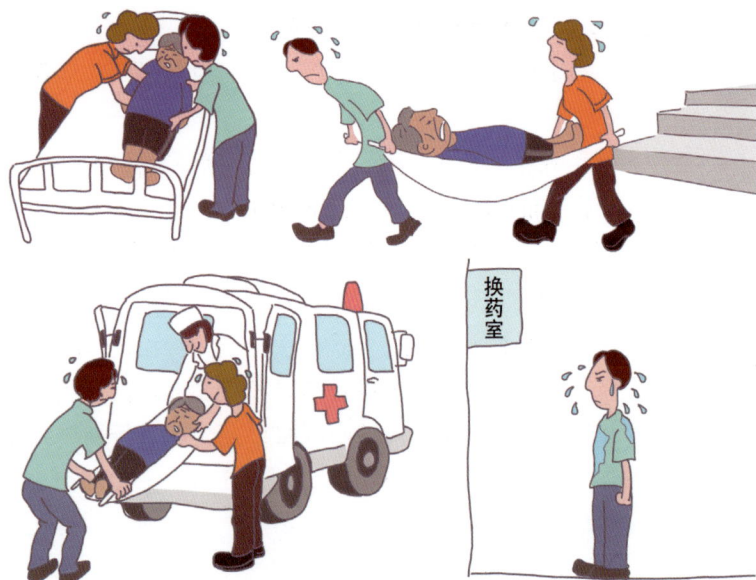

图 4-14　行动不便的患者来医院定期换药比较困难

　　虽然坚持到创面修复专科门诊进行换药治疗，可以使褥疮伤口得到更规范的处理，并缩短治疗的周期，但是医院往往出于人性化的考虑，对于一些需要反复换药但家人在人力和时间上实在无法满足的患者，提出在家中按医嘱自行换药治疗的建议。

小贴士 >>>
　　患者或家属应该听取专科医师的建议，来决定是否能够在家自行换药，这肯定是医师兼顾到利弊的一种考虑。不能单纯地因为怕麻烦、怕折腾而自行放弃去医院治疗，这可能会耽误患者的病情。

3. 可以在家中处理褥疮的几种情况 具体来说，符合下列情况的褥疮患者，可以考虑在家中自行换药治疗。

（1）经过创面修复门诊的专科医师检查，对创面大小、深度及分期诊断明确的褥疮伤口。

（2）经医生判断，可通过换药愈合，无须手术治疗或因全身状况无法耐受手术而只能坚持换药处理的伤口。

（3）伤口无急性感染表现，全身情况比较稳定的患者。

（4）伤口早期感染控制良好，创面已进入增生修复期的患者。

4. 在家中处理褥疮并不是完全不来医院 符合上述条件的褥疮患者可以考虑按照医嘱在家中自行伤口换药。但是，每隔一段时间，需要患者本人或由家人携带伤口照片到门诊进行复查，以便医生评价治疗效果，调整治疗措施。

小贴士 >>>

不同深度、不同阶段的褥疮需要使用不同的药物、不同的换药方法，所以说，定时找医生评判病情，根据具体情况调整并选择合适的治疗方法是非常必要的。

（六）如何在家中治疗褥疮

由于家中的环境和设备条件有限，无法达到医院的专科换药室标准，家属的伤口换药技术也与专业医务人员有很大差距。因此，一旦选择在家中自行换药治疗，方法上必须要做一些因地制宜的调整。

1. 准备基本的换药用品 除了创面修复专科医生开具的外用药物、伤口敷料外，患者和家属还需自行购买换药使用的一次性换药包、医用乳胶手套、无菌纱布等，这些东西较为常用，可以在药店买到（图 4-15）。

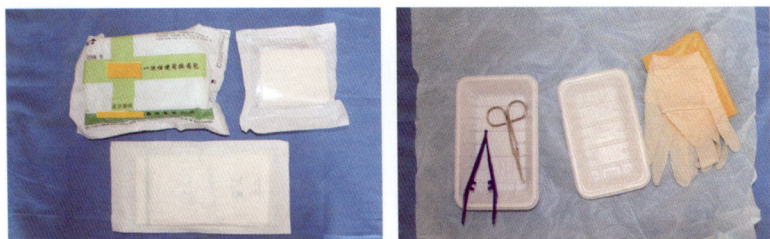

图4-15 常用的换药材料

2. 观摩学习换药的操作 患者前几次在医院换药时，家属或陪护人员要注意观察医务人员的换药操作，包括对伤口消毒、涂药、包扎的流程和大体手法，最好用本子记录下来，以便自行在家模仿。

💡 **小贴士 >>>**

伤口换药的最大原则是无菌原则，不能把周围环境、操作者手上、患者身上的细菌带到伤口上，观摩换药操作时要注意学习这一点，并在自行换药时努力注意。

3. 适当增加换药的频次 由于环境条件和操作技术所限，在家中换药时，很难达到医院的无菌要求。因此，虽然大部分褥疮伤口在医院只需隔日换药一次，但如果在家中换药，则需要每天换药一次，以避免伤口感染。对于一些分泌物很多的伤口，在家中也可以每天换药两次，可以有效改善伤口的清洁程度，但并非每天换药次数越多越好，伤口也需要安静地休养。

💡 **小贴士 >>>**

如果伤口外层的敷料已经完全浸湿、局部有臭味，则需要尽快换药，适当增加外层敷料厚度或适当增加换药频次。

4. 遵循规范的换药流程 由于居家换药的特殊性，这个流程与在医院换药稍有不同（图4-16）。

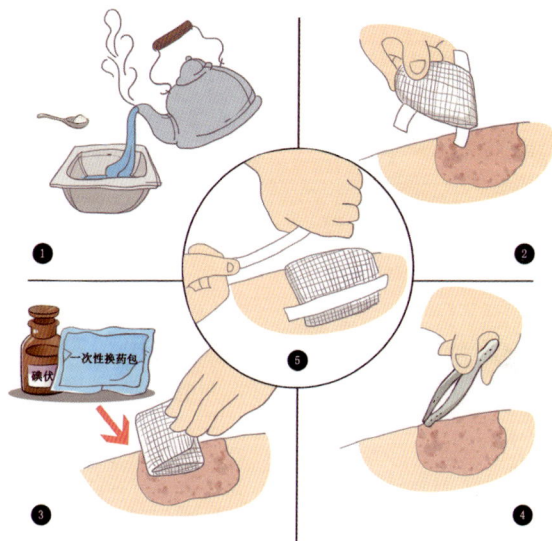

图4-16 褥疮创面家中常规换药的流程图

（1）首先准备一个清洁的水盆，倒入温热的水，加入家中的食用盐，配置成浓度10%左右的高渗盐水。

💡 **小贴士 >>>**

高渗盐水具有杀菌、减轻伤口水肿、促进愈合的作用。经常有人问，用高渗盐水不就是往伤口上撒盐吗，那得多疼啊？！其实这种浓度的盐水不会引起局部的疼痛，不必担心。

（2）打开上次包扎在伤口外面的敷料，暴露伤口后，戴上无菌手套，用纱布和高渗盐水清洗伤口上的残余药物和分泌物。

（3）伤口清洁后，打开一次性换药包，用0.5%的碘伏溶液擦拭消毒。

（4）喷涂生长因子和外用药膏。

（5）外层用专科敷料或无菌纱布覆盖，胶布粘贴固定。

小贴士 >>>

外层的纱布要足够厚，起码在下次换药前不能被完全浸湿，这样才能起到吸收渗液、隔绝外界污染、保证局部相对湿度的作用。

（七）哪些褥疮需要去医院治疗

并非所有的褥疮伤口都能够通过换药愈合。有些大范围或深度的褥疮，即使始终坚持在创面修复专科门诊接受规范的换药也无法愈合，而必须接受手术治疗；也有一些患者是因为局部伤口感染严重或全身情况不佳，而需住院接受更为全面的治疗。一般来说，医生决定收治入院的褥疮患者包括以下几种情况。

1.伤口处于急性感染状况，并有向周围正常组织快速扩散趋势者。

小贴士 >>>

伤口急性感染的症状包括伤口周围发红、皮温明显升高、肿胀、脓液或异味增加等，严重者可出现全身发热。

2.伤口缺损范围大，或深度过深，无法通过换药愈合，必须接受手术治疗者。

3.进食、消化功能衰退，显著消瘦，中、重度营养不良，严重影响伤口修复，需要住院进行全身代谢调节和支持治疗者。

小贴士 >>>

营养不良是褥疮形成和加深的重要原因，由于患者进食困难等因素导致其很难纠正，这时就需要去医院进行调理。

（八）褥疮患者去医院该看哪个科室

很多褥疮患者去医院就诊时，不知该选择哪个专科进行挂号，有时挂了外科的号却被医生告知不擅长这类伤口的治疗。这种情况在几年前尤为突出。

但是，随着老龄化社会的到来，卧床老年人数量在不断增多，褥疮的发生率明显上升，专门从事褥疮等慢性伤口处理的专业人才队伍正逐渐建立起来。

目前，在国内一些大中型城市的三甲医院，创面修复科已经很常见了，也有一些医院由于烧伤科处理皮肤伤口的经验较为丰富，而将褥疮患者交由烧伤科医生进行处理。

褥疮患者可根据自己所在地区的具体情况，通过网络等方式查询擅长处理褥疮等慢性伤口的专科，如创面修复科或烧伤科等，预约门诊，确定治疗方案。

小贴士 >>>

创面修复科主要从事褥疮、糖尿病足、静脉性溃疡等慢性创面的治疗，是新兴的专业学科，也是符合社会发展和医疗需求的专业学科。

（九）如何到医院就诊和复查

由于褥疮常发生于长期卧床的患者，因此在没有找到合适的治疗机构前，搬运患者逐家就医是一件很麻烦的事情，不但需要足够的人力搬动，还需要合适的交通工具运送，对于一些居住楼房没有电梯的患者家庭来说，就更为辛苦。因此，建议准备去医院就诊的褥疮患者按照下面的步骤就诊和治疗。

1. 先在家中由家属或陪护用手机、相机等照相设备对伤口进行多角度拍照，最好多照几张，使照片能清楚地显示褥疮在身体的哪个部位、褥疮的大小、伤口渗出液或脓液的性状等（图 4-17）。

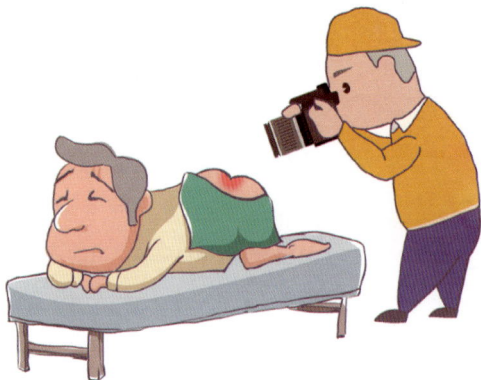

图 4-17　家属可以将患者伤口拍照作为病历资料

🎈 **小贴士 >>>**

　　拍照时要先全身后局部，以便看清褥疮位置再仔细观察伤口（图 4-18）。要合理使用闪光灯，保证伤口能够拍得清晰，便于医师判断。

2. 由于搬动不便，患者本人可先在家休养，由家属携带伤口照片到上述医院的创面修复专科挂号就诊，向医生出示照片，描述病史（图 4-19）。

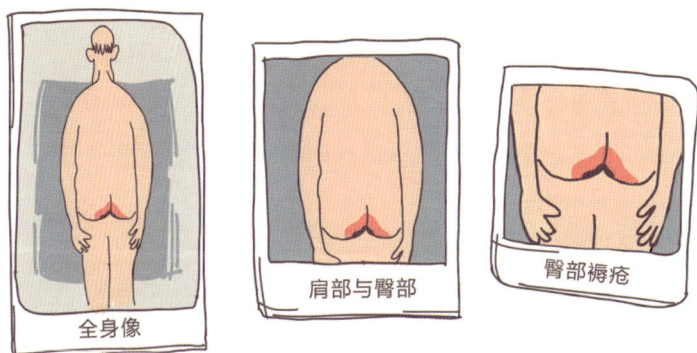

全身像　　肩部与臀部　　臀部褥疮

图 4-18　伤口拍照要从整体到局部、清晰、明确

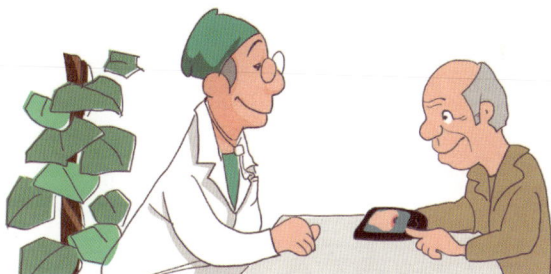

图 4-19　家属通过手机照片介绍患者伤口情况

🎈 **小贴士 >>>**

　　除了伤口照片以外，如果患者还有心电图、肝功能、肾功能、胸片等检查结果的话，也要一起拿给医生看，这样医生在把握病情、制定方案时会更有针对性。

　　3.医生可根据病史和照片资料，初步判断褥疮的严重程度。如果创面处于早期，可为患者制定治疗计划，指导患者家属进行居家治疗和护理的整体方案，开出伤口外用药物和包扎敷料，并嘱咐患者家属每周 1 次到门诊挂号复查，携带新的照片资料，判断创面进展情况，调整治疗措施，直至伤口完全愈合。

4. 医生如果判断褥疮伤口的深度、范围、感染状况较为严重，或伤口状况较为复杂，超出了患者家属在家自行处理伤口的能力，则会预约时间，安排家属护送患者亲自到创面修复专科门诊就诊，以便进一步检查伤口，明确诊断，选择相应的治疗措施。

小贴士 >>>

对必须到医院就诊的褥疮患者，家属应该对从家中到医院的转运做好充分的准备工作，如搬运患者的担架、寒冷季节的保暖措施、运输工具等都需要妥善安排。可以选择 120 急救车等运送患者，如果患者全身情况比较稳定，也可以选择自己的私家车（图 4-20）。

抵达医院后，由于搬动不便，最好在创面修复门诊就近下车，推送患者到诊室。

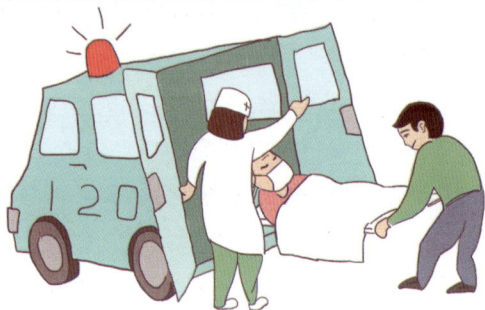

图 4-20　冬季运送患者要注意保暖

5. 患者到院后，医生会为患者检查伤口，制定治疗计划，局部清创处理并包扎。首次处理之后，原则上应坚持隔日门诊换药；若患者就诊困难，可遵医嘱在家中换药治疗。而对于一些无法通过换药愈合或处于急性感染期的褥疮伤口，医生会建议患者住院接受治疗（图 4-21）。

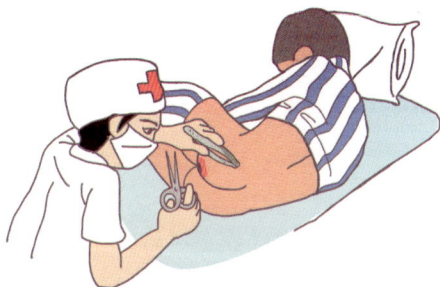

图 4-21　医生会仔细查看患者伤口情况

二、褥疮的专业治疗

（一）全身治疗是基础

发生褥疮的患者往往都患有其他系统的慢性疾病和不同程度的营养不良，这既是褥疮发生的诱因，也是影响愈合的障碍。因此无论是否住院治疗，褥疮患者都应积极进行全身状况的调整和改善，否则褥疮伤口不但难以愈合，而且容易恶化发展。

1. **抗感染治疗**　很多患者是由于褥疮伤口感染而入院，有明显的伤口红肿、范围扩大、体温升高等感染表现。急性感染不但会导致伤口本身恶化，也会严重影响全身细胞的代谢，因此必须积极应对。医生会根据伤口细菌检查结果，及时输注敏感的抗生素治疗，直至伤口和全身感染表现得到良好的控制。

2. **治疗基础疾病**　由于伤口的消耗和感染的影响，原有的心脑血管或其他系统慢性疾病更容易出现病情变化。反之，基础疾病又会影响到伤口愈合，如糖尿病血糖控制不良就会耽误伤口愈合。

因此，需要及时请相关专科医生进行会诊，调整慢性基础疾病的治疗，以免因身体其他系统慢性疾病的急性发作而严重影响伤口的愈合进程。

3. 营养支持治疗　褥疮患者常见的问题还有贫血、低蛋白血症及负氮平衡，简单地说，就是中到重度营养不良。这种营养不良多是由于长期卧床后食欲欠佳、进食过少、饮食结构不合理、摄入能量不足等原因导致的，而褥疮伤口的大量渗出则加剧了体内营养物质的消耗。

相对于原有的心脑血管疾病等慢性病来说，营养不良的调理和纠正不但非常必要，也比较容易达到目标。营养支持治疗的关键是在有限的进食量的前提下，调整饮食结构，补充足够的蛋白质和能量，摄入的能量必须要超过身体的消耗，伤口才能获得足够用于修复的原料。如果进食困难或达不到治疗要求，可以给患者留置胃管，用鼻饲的方式进行补充，必要时也可以静脉输注营养液。

小贴士 >>>

可以通过一个简单的观察来判断营养支持治疗已经取得了成效，那就是患者长胖了！体重增加不但意味着营养不良的纠正，身体开始能够为伤口提供修复的原料，而且变胖的后背和臀部也可以减少新的褥疮的发生（图4-22）。

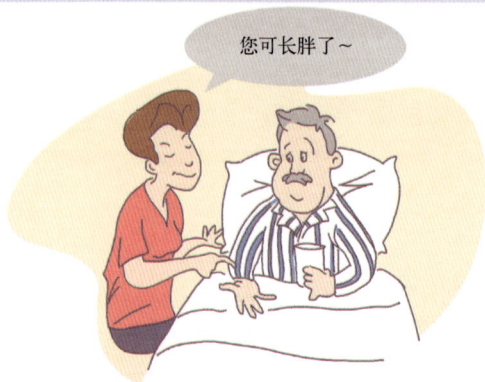

您可长胖了~

图4-22　体重增加是营养改善的直接指标

4.预防并发症　对于长期卧床的住院患者来说，还应当注意预防吸入性肺炎（进食或呕吐时异物进入气管引起）、坠积性肺炎（长期卧床痰液积聚引起）和下肢深静脉血栓的发生。

💡 **小贴士 >>>**

对于进食或吞咽困难的患者而言，胃管不但是提高营养的通道，也是防止食物误吸的重要手段。

经常按摩下肢或使用专门的仪器按摩下肢有助于预防下肢深静脉血栓（图 4-23）。

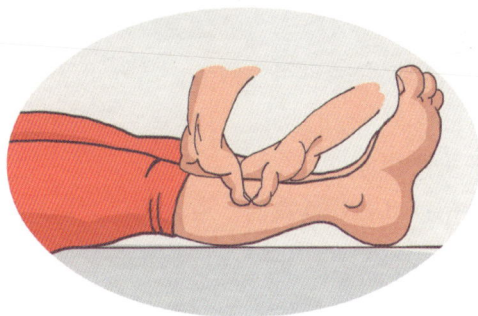

图 4-23　按摩下肢有助于预防深静脉血栓

同时，由于褥疮伤口需要进行换药或手术治疗，在此期间要避免此部位受压，这样身体的其他部位就要承受更长时间的压力。因此，避免治疗期间出现其他部位新的褥疮也是护理的重点之一。

(二) 局部治疗是关键

在控制感染、改善营养、纠正贫血等全身性治疗进行的同时，褥疮伤口的局部治疗往往是医生和患者共同关注的焦点。对于很多患者来说，正是由于褥疮伤口的存在和发展，才出现了感染、发热、消耗、出血等一系列后续问题，因此褥疮伤口的尽快修复和愈合，成为整个治疗的关键。

伤口局部的治疗方案，可以按照是否施行手术而分为手术治疗和非手术治疗两大类。

小贴士 >>>

不能简单地把非手术治疗理解为保守治疗，事实上，在专业医生的眼中，只有最适合的方案和不适宜的方案，并不存在所谓的保守治疗和激进治疗之分。

1. 手术治疗和非手术治疗各有优缺点 外科手术治疗的优点是通过切除的方式快速去除伤口的坏死组织，通过皮肤或皮瓣移植的方式使伤口短期内即可得到修复，其缺点是对患者全身状况要求较高，有麻醉和失血的风险，手术后对体位的护理要求严格，并且相对来说花费较多。

而非手术治疗（如长期换药）最大的优点是治疗方式比较柔和，对全身情况影响不大，但缺点也是显而易见——漫长的治疗周期，不见得少的治疗花费，以及未必能够完全愈合的伤口。

2. 合理选择治疗方案是医患双方的共同决定 医生决定选择手术或非手术的治疗方案，首先考虑的是褥疮伤口的大小和深度，是否有机会通过换药愈合；其次要考虑患者的全身状况，是否能够耐受麻醉及手术对身体的影响；对于一些经过长时间（如半年以上）换药治疗可能愈合的褥疮伤口，还要综合考虑患者及其家庭的时间成本、经济承受能力等因素。

实际上最终的决定权在患者本人及其家属，因为任何一个治疗方案都是在告知患者及其家属并征得同意后才开始施行的。患者本人或家属应在医生的理智分析和判断的基础上，根据患者本人及家庭的具体情况决定适合的治疗方案。

小贴士 >>>

选择褥疮治疗方案时，患者和家属要明确自己的治疗目标。只是希望控制感染，还是希望褥疮能够有所好转，抑或是为了把褥疮彻底治好？在明确目标的基础上，再与医生沟通选择合适的方案。

三、褥疮的非手术治疗

1. **褥疮的换药治疗**　在褥疮的非手术治疗方法中，最具有代表性的就是伤口换药。

褥疮作为一种在长期卧床人群中发生率很高的慢性伤口，可以说自古有之，而伤口换药也是最为传统的治疗方式。千百年来，换药的方式大同小异，只是现代外科融入了无菌观念，伤口外敷的药物由中草药更多地变为化学药物而已。

伤口的换药一般有 4 个作用：一是清洁伤口，避免脓液在伤口积聚；二是通过外用药物来软化、溶解坏死组织，促进其脱落；三是控制炎症，减轻伤口及周围的红肿状态；四是刺激增生，加速伤口的收敛和闭合。

无论在专科门诊接受换药治疗，还是在家中自行换药处理，在操作上一般都要遵循以下流程。

（1）清洗伤口：可以使用医用高张盐溶液（10% 浓氯化钠注射液），在家中也可以用食用盐和温水自行配制（图 4-24）。

小贴士 >>>

如果想自行配制 10% 的高张盐溶液，大约在 500 毫升（1斤）水里加 50 克（1 两）食盐。

这是因为褥疮伤口往往都是感染性伤口，经过了 1 ～ 2 天的换药间隔之后，伤口表面会有细菌滋生和脓性分泌物积聚，所以清洗伤口是非常必要的，但这一步骤并不一定要求严格的无菌操作。

🎈 小贴士 >>>
　　高浓度的盐水有助于清洗掉黏稠的脓液，也可以减轻肉芽组织的水肿。

（2）对伤口进行消毒：比较常用的消毒液是碘伏溶液，这种消毒剂消毒效果好，对伤口底部新生的肉芽组织和周围皮肤的刺激性也很小，因此在外科临床广为应用（图 4-25）。

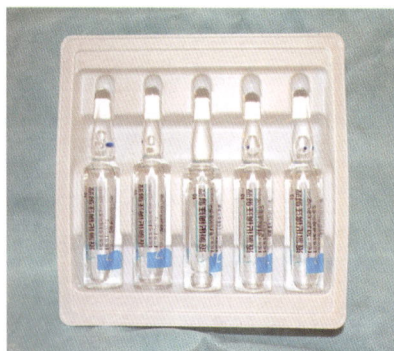

图 4-24　10% 浓氯化钠注射液　　图 4-25　碘伏消毒液

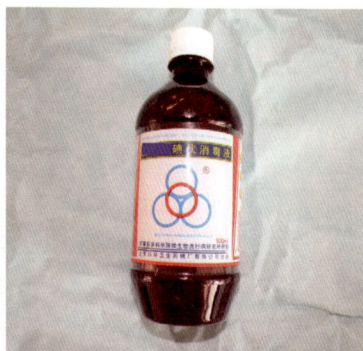

🎈 小贴士 >>>
　　消毒液只是用于杀灭细菌，并没有促进伤口愈合的作用。

（3）在伤口上使用治疗药物：在消毒之后，需要把真正具有治疗作用的药物敷于伤口。建议褥疮患者使用由创面修复专科医生推荐使用的药物。

目前用于伤口修复的外用药物和敷料种类繁多，功用各有不同，专科医生会根据每个患者的不同情况、同一个伤口的不同阶段来选择不同的药物进行治疗，有时也需要选择 2 ～ 3 种不同作用的药物来协同治疗。

小贴士 >>>

一些所谓的祖传秘方很难得到正规医院的认可，因为它们大部分都过于夸大疗效，其药物成分没有变化，却声称能治愈各种类型的外伤，实在令人难以相信。

（4）在伤口外面包扎敷料：药物外用于伤口之后，需要外敷以敷料或医用纱布，否则伤口裸露于空气中，不但容易污染，也不利于伤口的保护。

小贴士 >>>

很多门诊的患者说伤口不能包扎、不包扎好得快，其实不然，从 20 世纪 60 年代开始，医学界就形成一定共识，提倡创面的湿性愈合。使用敷料包扎，可以避免外界污染，吸收创面渗液，更可以为创面提供一个相对潮湿的愈合环境。传统上虽然不包扎伤口，但是大多使用的药物油性较大，其实也等同于在伤口表面形成了一个湿润环境，目前使用的纱布等包扎材料通气性反而更好。

随着材料学和制作工艺的进展，新型的伤口敷料越来越多，也越来越便于使用，甚至有完全替代传统的医用纱布的趋势，但是价格相对昂贵，患者可根据自身的经济情况灵活选择。

2. 褥疮的负压封闭引流治疗 负压封闭引流治疗从发明至今已有 20 余年的历史，近 10 年来引进国内后迅速得到广泛的应用，可以说在一定程度上改变了褥疮传统的治疗方式，显著提高了治疗效率，受到广大褥疮患者和专科医生的共同认可。

简单来说，负压封闭引流治疗就是通过机器或墙壁治疗带产生负压，然后通过伤口表面的敷料和连接的管路，在伤口表面形成一个负压环境（图 4-26）。

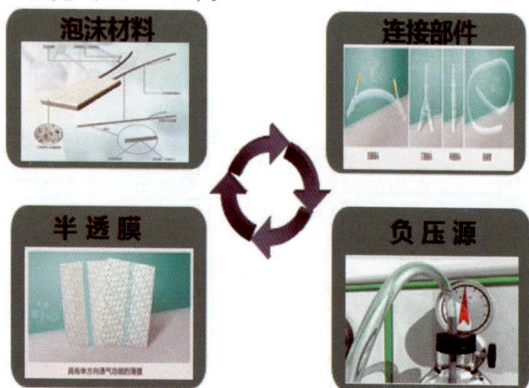

图 4-26 负压封闭引流的主要部件

这项技术最大的优点是：通过持续的负压吸引，可以将伤口的渗液持续不断地引流出来，伤口处始终不会出现脓液的积聚，而且由于负压的存在，促进了伤口底部的肉芽组织增生和伤口边缘的皮肤生长，缩短了伤口愈合时间。

🎈 **小贴士 >>>**

即使换药再频繁，更换敷料一段时间后伤口局部也会有脓液积聚，而负压封闭引流治疗就如同在持续地换药，不让脓液积聚，仅从这一点就很容易理解，它的疗效应该优于普通的换药。

这种治疗方法适用于多种形态的褥疮伤口，比如因褥疮深处脓液引流不畅而出现感染的伤口、渗出量较多的伤口、难以包扎固定部位的伤口等，甚至可以作为褥疮皮瓣移植修复手术后非常方便牢靠的固定材料（图 4-27）。

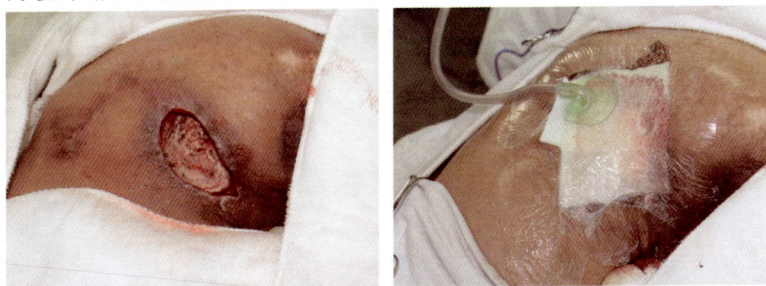

图 4-27　使用负压封闭引流治疗坐骨结节处深度褥疮

小贴士 >>>

对于有皮下腔隙或窦道的褥疮，以往都是通过填塞纱布引流，这样引流的效率很低，深部容易有脓液积聚，而负压封闭引流治疗很好地改善了这一点。

由于需要连接医院病房内的墙壁治疗带或使用专门的机器，因此这种非常有效的治疗方法只有住院患者才能采用，无法用于在门诊和家中换药的褥疮患者。

小贴士 >>>

负压封闭引流治疗效果是非常明确的，但是在绝大部分地区，负压材料是不在医疗保险报销范围之内的，这需要患者及家属在使用之前认真咨询并仔细权衡利弊。

四、褥疮的手术治疗

1. 清创手术 伤口坏死组织的存在，意味着随时有发生感染的风险。因此，无论是手术疗法还是非手术疗法，我们总是希望能够尽快地将坏死组织从身体上去除，相比较而言，用手术刀无疑比通过药物要快得多（图4-28）。

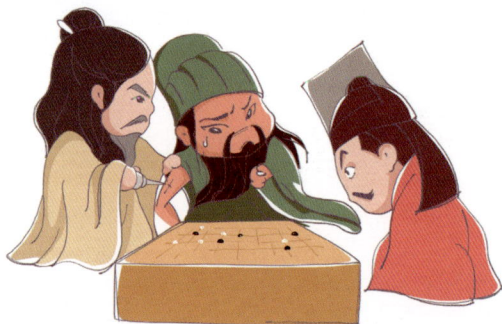

图4-28 手术清创是去除坏死组织最快最直接的方式

医生经常会对一些在门诊就诊的褥疮患者说："您需要住院，做一个清创手术。"那么，什么是清创手术呢？简单地说，就是用手术的方式尽可能地切除伤口及周围的腐肉，也就是我们常说的坏死组织。

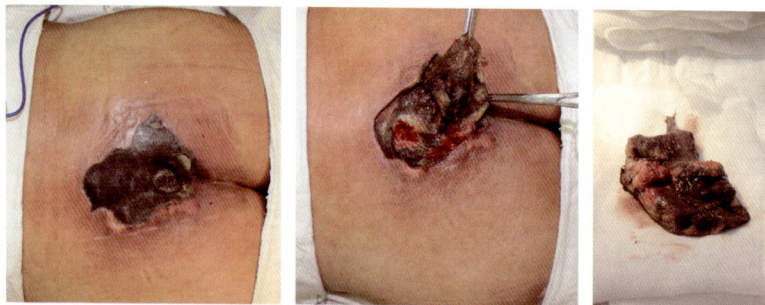

图4-29 骶尾部褥疮手术清创

左图：骶尾部4度褥疮，表面有黑痂。中图：手术清创过程中。右图：手术切除的坏死组织

通过非手术的方式虽然感觉上没有那么可怕，但是由于耗时漫长，坏死的腐肉就如同一颗定时炸弹，会在褥疮患者全身抵抗力下降时变成一次严重的感染。即使经过很长的时间终于把坏死组织完全去除了，后面还需要更长时间的换药治疗来修复伤口。

小贴士 >>>

通常情况下，臀部一块鸡蛋大小的黑色痂皮，靠身体的排斥反应自行腐烂脱落，需要 3 个月以上的时间，通过药物来促进坏死痂皮和下面的腐肉溶解脱落，至少需要 1 个月以上的时间，而通过手术刀来切除，只需要半个小时。

而手术清创后，可以直接选择皮瓣移植的方式进行修复，把去除坏死腐肉和修复伤口两个阶段的过程浓缩在一次 2 小时的手术之中，不但大大缩短了住院时间，节约了时间成本，减轻了家庭负担，也使伤口修复后的外观和质地更为理想。

2. **皮片移植术** 皮肤是人体最大的器官，不但是人体最外层的屏障，还具有感觉、保温、防止水分丢失、排泄等多种作用。皮肤有很强的再生能力，所以小的伤口能够自行愈合，但是过大过深的伤口就无法依靠周围皮肤的再生来愈合了，只能依靠皮片移植术。

皮片移植术是把一定厚度的皮肤从身体的一个部位移植到另一个部位的手术过程，也是用于修复皮肤深度损伤的最常用的方法。

皮片移植只能采用患者自己的皮肤，也就是我们常说的自体皮，亲属的皮肤由于免疫排斥的原因，移植后是无法长时间存活的。

🎈 **小贴士 >>>**

经常有患者在门诊问，能否把家属身上的皮移植给患者，这目前是行不通的。

切取皮片的区域叫供皮区，对褥疮患者来说，常用的供皮区包括头顶部、背部或大腿。由于切取的不是全层厚度的皮肤，所以供皮区的伤口包扎后，可以在 2 周左右自行增生愈合。

🎈 **小贴士 >>>**

门诊很多患者听说要从头部取皮，就吃惊不已连连摇头。其实，头部由于毛囊多，取皮后可以很快愈合，一般在 1 周左右，而且可以反复取皮。更重要的是，头发长出来后会完全遮蔽供皮区，对患者外观无影响（图 4-30）。

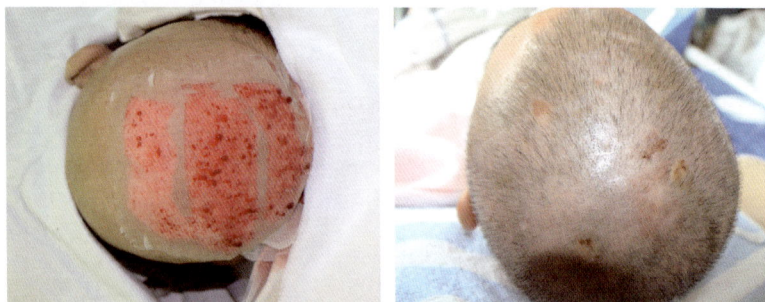

图 4-30 头部取刃厚皮片对局部无明显影响
左图：手术中头部取刃厚皮片。右图：术后 1 周头皮愈合，头发生长良好

并非所有的外科科室都能够开展皮片移植手术，因为这需要一些特殊的器械和方法，最常进行这种手术的临床科室是创面修复科和烧伤科。

　　皮片移植手术经常用于一些较浅但范围较大的褥疮伤口的修复治疗，手术后常需要包扎固定 2 周左右，才能确定移植的皮肤是否成活。

　　皮片只能移植于平整、血液循环良好的伤口，因而对于一些深达骨质的褥疮，是无法通过移植皮片来修复的（图 4-31）。

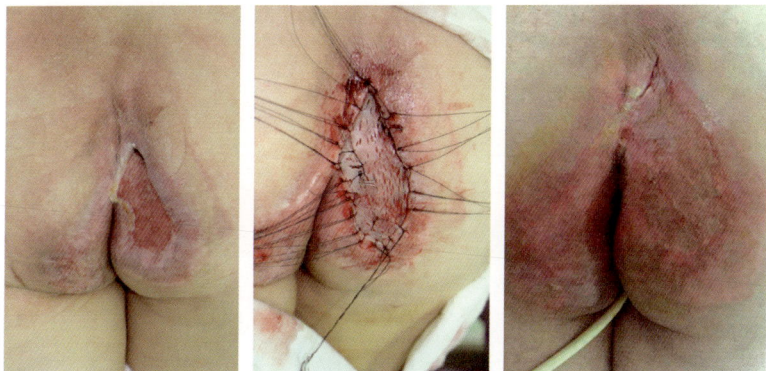

图 4-31　使用皮片移植术治疗臀部褥疮

患者，女，61 岁，臀部 3 度褥疮，清创后使用大张筛状薄中厚皮片覆盖，创面愈合。左图：臀部 3 度褥疮。中图：皮片移植覆盖创面。右图：术后 1 个月创面情况

　　3. 皮瓣移植术　对于一些深度较深、底部骨或肌腱外露的褥疮伤口，皮片移植难以成活，必须选择皮瓣移植手术。

　　皮瓣是一个医学概念，由具有血液供应的皮肤及其附着的皮下脂肪组织共同组成。简单地说，就是皮瓣不但有全层皮肤的厚度，还附带上了皮肤下面的全层脂肪。

　　显然，皮瓣的厚度远远超过了移植的皮片的厚度。因此，这种手术方式适用于修复深度缺损型的褥疮伤口。

　　皮瓣修复手术最大的好处是，修复愈合后，伤口皮肤的外观、质地、厚度与周围正常组织一模一样，不但不影响美观，而且耐受压力和摩擦的能力要明显优于植皮或换药愈合的褥疮伤口（图 4-32）。

应该说，对深度褥疮伤口，最理想的修复方式是皮瓣移植修复，但是是否选择皮瓣移植手术进行治疗，取决于伤口的部位、深度和伤口周围的组织条件等因素。这项手术操作难度相对较高，需要由有经验的医生实施。

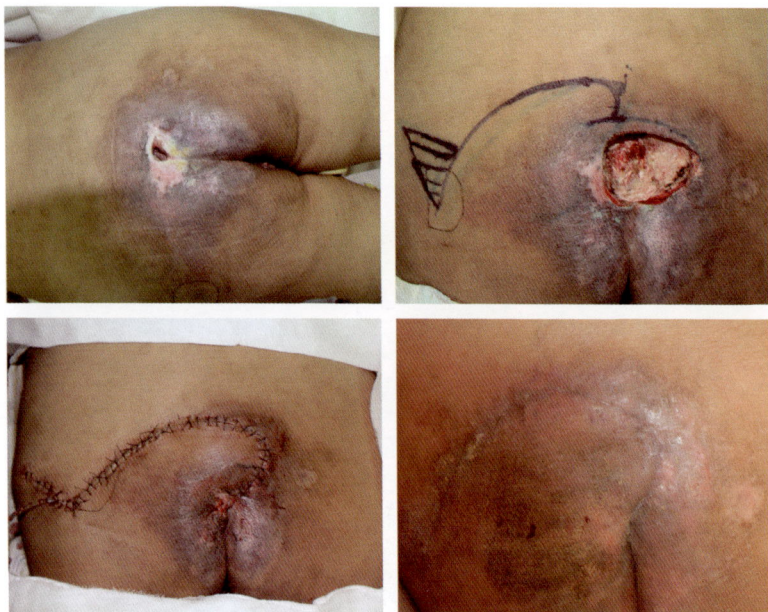

图 4-32　使用皮瓣移植术治疗骶尾部褥疮

患者，女，70岁，骶尾部4度褥疮，清创后使用局部皮瓣转移覆盖，创面3周愈合。左上图：骶尾部4度褥疮。右上图：清创后设计局部皮瓣。左下图：皮瓣移植术完成。右下图：手术3周后创面愈合

4. 富血小板血浆凝胶治疗技术　有很多褥疮伤口，基底部有一些奇形怪状的窦道，这是褥疮形成时压力不均和后来感染时脓液渗透造成的，这种类型的伤口很常见，但是修复起来并不容易。由于底部不平整，这些像地道一样的腔隙不能通过皮肤或皮瓣移植来修复，日常换药又很难处理，这是令一些外科医生都感到头疼的难题。

针对这种类型的伤口，有一项新的治疗技术能够解决这个难题，即富血小板血浆凝胶治疗技术。

让我们先来了解一下血小板的功能。血小板是血液中最小的血细胞，具有促进止血的作用，而且在止血和凝血的过程中，会释放与凝血有关的各种因子，而这些因子会促进伤口的修复和愈合。

人体的皮肤一旦出现外伤破溃，血液循环中的血小板就会前仆后继、奋不顾身地涌向伤口，堵住破裂出血的血管，凝血后血小板被激活了，释放出多达 30 多种生长因子，促进成纤维细胞、血管内皮细胞、表皮细胞等修复细胞的增生，正是这些细胞不断增生并最终填满了伤口，伤口才能愈合。

小贴士 >>>

科学研究表明，褥疮伤口由于反复发生、迁延不愈，基底部往往形成厚厚的瘢痕组织，伤口局部各种生长因子的浓度和活性都明显不足，使伤口再次愈合的能力不断降低，一些窦道型的伤口就更是如此。

针对这种情况，通过人工抽取分离富含血小板的血浆，激活后呈凝胶状填充到褥疮的深部伤口中，使用人工搬运的方式，跨越伤口局部血液循环的障碍，把自身的高浓度生长因子送到伤口前线，进而有效地刺激伤口内各种修复细胞的增生，这就是富血小板血浆凝胶治疗技术（图 4-33）。

这种新的治疗技术，近几年来已应用于复杂褥疮的治疗，并取得了良好的临床疗效，目前已经在国内多家医院推广应用。

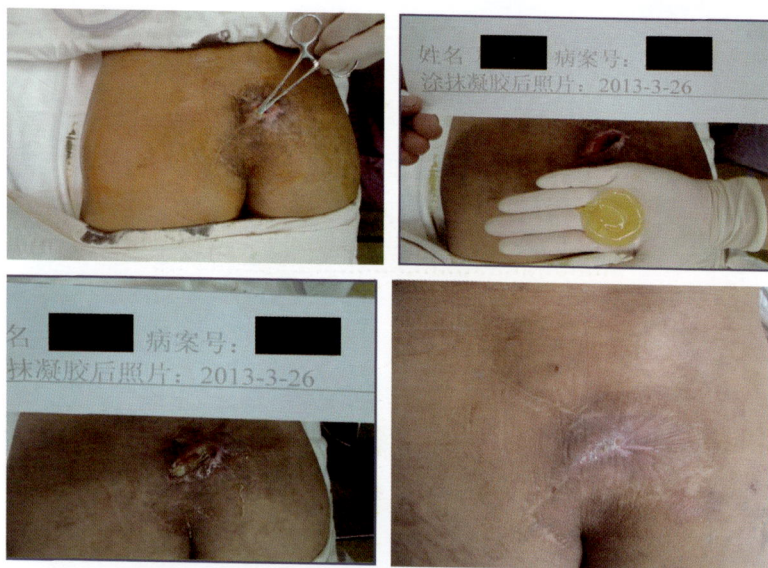

图 4-33　使用富血小板血浆凝胶治疗骶尾部褥疮

患者，男，58 岁，骶尾部 3 度褥疮，清创后使用富血小板血浆凝胶治疗，创面 6 周愈合。左上图：骶尾部褥疮，皮下有潜行腔隙。右上图：术中制备富血小板血浆凝胶。左下图：将富血小板血浆凝胶用于创面。右下图：骶尾部褥疮治疗 6 周后愈合

五、褥疮的物理辅助治疗

褥疮伤口在进行上述规范治疗的同时，还可以接受一些物理治疗来改善局部的血液循环，加速创面的愈合。

比较常用的有光疗法（如红外线、红光治疗）和电疗法（如超短波治疗）等，都可以起到改善伤口处微循环、减轻炎症反应、缓解疼痛的作用（图 4-34）。

小贴士 >>>

这些理疗方法大部分医院都可以开展，也有一些类似功能的家用理疗仪，可以供在家中自行换药治疗的患者局部照射使用。

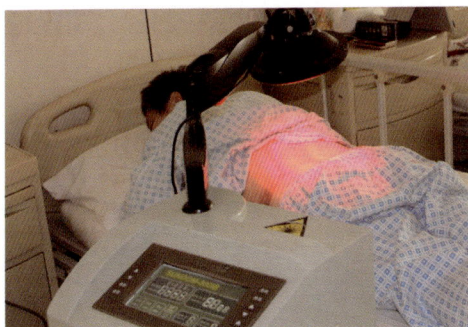

图 4-34 红光治疗可以辅助预防或治疗褥疮

此外，如果条件许可，高压氧治疗也是一种有效的辅助治疗方法。经过高压氧治疗后，可以有效提高体内的氧分压，增加血氧和组织氧含量，不但使褥疮伤口处得到了更充足的氧气供应，改善了局部细胞的代谢能力，而且高浓度的氧气本身就可以抑制伤口处的细菌尤其是厌氧菌的生长。

🎈 **小贴士 >>>**

高压氧舱是一个相对大型的专科化设备，患者如需接受高压氧治疗，必须在医院预约进行。

理疗只能作为辅助的治疗手段，褥疮伤口的修复主要还是要依靠规范的外科治疗。

六、褥疮患者的心理辅导

1. 褥疮患者可能的心理变化　褥疮多发生于因病长期卧床、生活不能自理的患者，一旦发生褥疮后，不但翻身的护理量增加了，而且伤口处的脓液、异味也会严重影响患者的情绪，使患者容易产生抑郁、忧虑、恐惧等心理变化，担心家人嫌脏、嫌烦，也担心长时间的治疗给家庭造成沉重的经济负担，渴望尽快愈合，又害怕家人放弃对自己的治疗。

有的患者在发现褥疮后，怕给家人添麻烦，隐瞒不报，或者拒绝去医院诊治，以至于错过早期治疗时机，在创面扩大、加深、明显感染后才不得不就医，结果却花费了更多的时间和金钱，也牵扯了家人更多的精力，心中懊悔不已。

也有一些患者，在医院治疗过程中由于愈合缓慢、住院时间较长，而出现焦虑、急躁甚至自暴自弃的心理，拒绝坚持治疗，要求出院回家，以放弃治疗任其发展的赌气心理，期望能减少对家人时间、精力、金钱和耐心的消耗。

2. 心理状态影响褥疮的治疗　积极配合治疗的乐观态度和精神状态往往有助于人体各类疾病的控制和康复。相反，悲观焦虑的心理则会严重影响患者的神经内分泌功能，从而影响整个机体的康复能力。

3. 要积极做好褥疮患者的心理辅导　对于上述这些心理变化，医护人员和患者家属在态度上要注意关心体贴，耐心细致，多与患者谈心，沟通病情和治疗进展，帮助患者树立乐观的心态和战胜褥疮的信心。

同时，通过医学知识宣教，帮助患者正确认识褥疮发生的病因，使患者建立自觉防治褥疮的意识，每次翻身后检查皮肤，一旦发生褥疮，应争取早期发现并尽早进行正规治疗。如能养成避免久压、减少摩擦、定时翻身、变换体位的生活习惯，在家属的精心照顾下，完全可以做到避免褥疮的再次发生或加深。